大型药学知识普及丛书

药，你用对了吗

——心血管系统疾病用药

总主编　许杜娟

主　编　石庆平

科学出版社

北京

内 容 简 介

本书论述了慢性心力衰竭、冠状动脉粥样硬化性心脏病、心律失常、肺动脉高压、心肌病、心源性休克、心脏瓣膜病、感染性心内膜炎 8 种心血管系统常见疾病。主要从疾病概述、治疗药物、特殊人群用药指导、用药案例分析、用药常见问题等方面详细阐述了心血管系统的常见疾病，在保障患者用药安全的基础上，进一步促进合理用药。本书采用各种生动的病例讲解和温馨提示，以用药案例分析与常见用药问答相结合的形式，在保证科学性的基础上，从普通百姓的需求出发，以通俗的语言讲解了心血管系统常见疾病如何安全有效使用相应药物的科学知识。

本书作为一本科普性的读物，旨在以科学的方法指导大众安全用药，走出一些容易出现的用药误区。同时能帮助心血管专科医生做到安全、合理、有效的用药，使心血管疾病患者早日恢复健康。

图书在版编目（CIP）数据

药，你用对了吗. 心血管系统疾病用药 / 石庆平主编.
—北京：科学出版社，2018.10

（大型药学知识普及丛书 / 许杜娟总主编）

ISBN 978-7-03-058963-7

Ⅰ. ①药… Ⅱ. ①石… Ⅲ. ①心脏血管疾病—用药法
Ⅳ. ①R452

中国版本图书馆 CIP 数据核字（2018）第 222566 号

责任编辑：闵　捷　周　倩　张　晨 / 责任校对：杨　赛
责任印制：黄晓鸣 / 封面设计：殷　靓

科 学 出 版 社 出版
北京东黄城根北街 16 号
邮政编码：100717
http://www.sciencep.com

北京虎彩文化传播有限公司印刷
科学出版社发行　各地新华书店经销
*
2018 年 10 月第 一 版　开本：A5（890×1240）
2019 年 12 月第五次印刷　印张：4 1/8
字数：94 700
定价：30.00 元
（如有印装质量问题，我社负责调换）

大型药学知识普及丛书
总编辑委员会

总主编

许杜娟

副总主编

夏　泉　沈爱宗

成　员

（以姓氏笔画为序）

《药，你用对了吗——心血管系统疾病用药》编辑委员会

写给读者的话

亲爱的读者：

　　您好！感谢您从浩瀚的图书中选择了"大型药学知识普及丛书"。

　　每个人可能都有用药的经历，用药时可能会有疑惑，这药是否能治好我的病？不良反应严重吗？饭前吃还是饭后吃？用药后应该注意些什么？当然您可以问医生，但医生太忙，不一定有时间及时帮您解答；您也可以看说明书，可说明书专业术语多，太晦涩，不太好懂。怎么办？于是我们组织多家三甲医院的临床药师及医生共同编写了本丛书，与您谈谈用药的问题。

　　药品是指用于预防、治疗、诊断人的疾病，有目的地调节人的生理功能并规定有适应证或者功能主治、用法和用量的物质。但药品具有两重性，其作用是一分为二的，用药之后既可产生防治疾病的有益作用，亦会产生与防治疾病无关甚至对机体有毒性的作用，即通常所说的"是药三分毒"。因此，如何合理地使用药品，从而发挥良好的治疗作用，避免潜在的毒副反应，是所有服用药品的患者所关心的问题，也是撰写本丛书的出发点。

　　本丛书选择了临床上需要通过长期药物治疗的常见病、多发病，首先对疾病的症状、病因、发病机制作简要的概述，让您对疾病有基本的了解；其次介绍了治疗该疾病的常用药物，各种药物的药理作用、临床应用、不良反应；最后我们根据多年临床经验及患者用药问题的调研对患者用药过程中存在的疑惑，以问答的形式解惑答疑。此外，文中还列举了临床上发生的典型案例，说明正确使用药品的重要性。

本丛书涵盖的疾病用药知识全面系统，且通俗易懂。广大患者可以从本丛书中找到自己用药疑问的答案。本丛书对于药师来说，也是一本很有价值的参考书。

许杜娟

2018 年 6 月 6 日

如何阅读本书

常言说得好：人吃五谷杂粮，谁没个头疼脑热的。随着人口老龄化及城镇化进程的加速，中国心血管疾病危险因素流行趋势呈明显上升态势，导致了心血管疾病的发病人数持续增加。心血管疾病患者一般都会备用一些常用的药物，碰到寻常疾病，自己根据药物说明书就把药吃了。

可是，这药你吃对了吗？如果你想读一点用药知识或者培养自己的用药常识，那你首先要读这本书。本书系统概述了心血管疾病发生的病因、病型以及临床表现，并为读者介绍了不同病因诱导的高血压最佳的治疗选择。另外，它探讨的问题是更接近本质的大问题。这本书阐述了临床上针对这些心血管疾病常见药物有哪些？这些药物有哪些不良反应？两种或两种以上药物联合使用时需要注意的问题有哪些？这些问题表面上看都是与治疗无关的，但实际都是关系患者生命安全的大问题。

俗话说：是药三分毒。药物服用方法不对，不仅不能很好地治疗疾病，还会给身体健康带来危害。那么，怎样服药才算科学？如何服药效果才能达到最佳呢？请听听医学界专业人士是怎么说的吧！

我们在撰写本书时更关注疾病的用药安全和合理用药，而非疾病本身的发病机制和诊断，所以读者要特别关注所使用的药物的详细信息，尤其是毒性较大的药物，如强心苷类药物（地高辛）。读者也可通过书中介绍的用药案例解析和用药常见问题解析来加深对疾病与使用药物的理解。

最后，由于本书编写的时间较短，作者的水平有限，书中难免存在不足之处，敬请广大读者给予批评指正。

石庆平

目　录

疾病三　心　律　失　常

疾病四　肺动脉高压

疾病五　心　肌　病

疾病六　心源性休克

·用药常见问题解析·

疾病七　心脏瓣膜病

疾病八　感染性心内膜炎

疾病一　慢性心力衰竭

疾　病　概　述

概述

　　心力衰竭（简称心衰）是指各种原因造成心脏结构和功能的异常改变，使心室收缩射血和（或）舒张功能发生障碍，从而引起的一组复杂临床综合征，主要表现为运动耐量下降（呼吸困难、疲乏）和液体潴留（肺淤血、体循环淤血及外周水肿）。心力衰竭为各种心脏疾病的严重和终末阶段，是当今最重要的心血管疾病之一。根据心力衰竭发生的时间、速度、严重程度分为慢性心力衰竭和急性心力衰竭。慢性心力衰竭是指在原有慢性心脏病的基础上逐渐出现的心力衰竭症状、体征，是缓慢的进展过程，一般均有代偿性心脏扩大或肥厚及其他心脏代偿机制参与。急性和慢性心力衰竭是相对的，在一定条件下可以互相转化。

分类

　　临床分类的目的不仅仅是为了心力衰竭的评估，更重要的是指导心力衰竭的治疗。根据心脏功能特征，心力衰竭可分为收缩性心力衰竭（systolic heart failure）和舒张性心力衰竭（diastolic heart failure）。收缩性心力衰竭临床特点为心排血量不足，收缩末期容积增大，射血分数（left ventricular ejection fraction，LVEF）降低和心脏扩大；LVEF正常的心力衰竭为舒张性心力衰竭，其原因为心室顺应性下降导致左室舒张末期压增高而发生的心力衰竭。收缩性心力衰竭和舒张性心力衰竭可同时存在。

发病原因

1. **基本病因**　　心力衰竭的基本病因主要有心肌病变和心脏负荷过度。心肌病变的原因主要包括：原发性心肌损害（如心肌梗死、慢性心肌缺血、心肌炎、扩张型心肌病、线粒体肌病、肥厚型心肌病等）和继发性心肌损害（如糖尿病、甲状腺疾病、结缔组织病、心肌淀粉样变性、酒精性心肌病等）。心脏负荷过度的原因主要包括压力负荷过度（如高血压、主动脉瓣狭窄、主动脉缩窄、肺动脉高压、肺动脉瓣狭窄、阻塞性肺疾病和肺栓塞等）、容量负荷过度（如主动脉瓣或二尖瓣关闭不全、先天性心脏病、房间隔缺损、肺动脉瓣或三尖瓣关闭不全、严重贫血、甲亢、脚气性心脏病、动静脉瘘等）、心脏舒张受限（如冠心病心肌缺血、高血压心肌肥厚、肥厚型心肌病、缩窄性心包炎、限制型心肌病、二尖瓣狭窄、三尖瓣狭窄等）。

2. **诱因**　　感染（特别是呼吸道感染）、心律失常、肺栓塞、劳力过度、妊娠和分娩、贫血与出血、输液过多过快、电解质紊乱等均可诱发或加重心力衰竭。

导致心力衰竭发生发展的基本机制是心室重构，肾素-血管紧张素-醛固酮系统（renin-angiotensin-aldosteronesytem，RAAS）和交感神经系统的过度活化在心肌重构和心功能恶化的恶性循环中起到关键作用。心力衰竭的治疗目标不仅仅是改善症状、提高生活质量，更重要的是防止和延缓心肌重构的发展，从而降低心力衰竭的住院率和病死率。

🍂 临床表现

慢性心力衰竭的发病率为 0.9%，随年龄增加发病率显著提高，55 岁以上人群其发病率为 1.3%，女性高于男性。

左心衰竭的症状主要表现为呼吸困难、咳嗽、咳痰、咯血、体力下降、乏力、虚弱，夜尿增多或减少等。

右心衰竭的症状主要表现为食欲减退、腹胀、恶心、呕吐、上腹痛、白天少尿、夜间多尿、蛋白尿、管型尿、轻度气喘和呼吸困难、按压右上腹出现颈外静脉充盈、淤血性肝大和压痛、水肿（首先出现足、踝、胫骨前水肿，向上蔓延至全身）、胸腔积液和腹水、心率加快等。

🍂 治疗选择

1. 一般治疗

（1）去除诱因：各种感染（尤其上呼吸道感染和肺部感染）、肺梗死、心律失常（尤其伴快速心室率的心房颤动）、电解质紊乱和酸碱失衡、贫血、肾功能损害、过量摄盐、过度静脉补液，以及应用损害心肌或心功能的药物等，均可引起心力衰竭恶化，应及时处理或纠正。

（2）监测体重：每日测定体重以早期发现液体潴留非常重要。如在 3 天内体重突然增加 2 千克以上，应考虑患者已有水钠潴留（隐形水肿），需要利尿剂或加大利尿剂的剂量。

（3）调整生活方式：

1）限钠（盐）：心力衰竭急性发作伴有容量负荷过大的患者，要限制钠摄入＜2克/天。

2）限水：严重低钠血症（血钠＜130毫摩尔/升）患者液体摄入量应＜2升/天。严重心力衰竭患者液体摄入量限制在1.5～2.0升/天，有助于减轻症状和充血。轻中度症状患者因常规限制液体并无益处，故常规不需限制液体。

3）营养和饮食：宜低脂饮食、戒烟、肥胖患者应减轻体重。严重心力衰竭伴明显消瘦（心脏恶病质）者，应给予营养支持。

4）休息和适度运动：失代偿需卧床休息，多做被动运动以预防深部静脉血栓形成。临床情况改善后在不引起症状的情况下，鼓励体力活动，以防止肌肉失用性萎缩。较重的心力衰竭应在康复专业人员指导下进行运动训练，能改善症状，提高生活质量。

2. **非药物治疗**

（1）心脏再同步化治疗（CRT）：对于存在左、右心室显著不同步的心力衰竭患者，CRT治疗可恢复左、右心室及心室内的同步激动，减轻二尖瓣反流，增加心排血量，改善心功能，提高生活质量，降低死亡率。

（2）植入式心脏转复除颤器（ICD）：可用于心力衰竭患者猝死的一级预防，能降低猝死率，也可用作心力衰竭患者猝死的二级预防，降低心脏停搏存活者和有症状的持续性室性心律失常患者的病死率。

3. **药物治疗**　　心力衰竭的常规药物治疗包括联合使用4大类药物，即利尿剂、血管紧张素转化酶抑制剂（ACEI）、血管紧张素Ⅱ受体拮抗剂（ARB）、和β受体阻滞剂。为进一步改善症状、控制心率等，地高辛应是第五个联用的药物，醛固酮受体拮抗剂可应用于重度心力衰竭患者。

预后

慢性心力衰竭属于一种复杂的临床症候群，该病属于不同类型心脏病患者的病情严重的阶段，容易反复发作，病情复杂，预后水平相对较差。

药 物 治 疗

治疗目标

导致心力衰竭发生发展的基本机制是心室重构，肾素-血管紧张素-醛固酮系统（RAAS）和交感神经系统的过度活化在心肌重构和心功能恶化的恶性循环中起到关键作用。心力衰竭的治疗目标不仅仅是改善症状、提高生活质量，更重要的是防止和延缓心肌重构的发展，从而降低心力衰竭的住院率和病死率。

心力衰竭的治疗首先要明确心力衰竭的诊断及病因，去除或限制病因，采用药物、介入及手术治疗改善心肌缺血等治疗方法。药物治疗包括以下四类。

（1）肾素-血管紧张素-醛固酮系统抑制剂：①血管紧张素转化酶抑制剂（ACEI），如卡托普利等；②血管紧张素Ⅱ受体拮抗剂（ARB），如氯沙坦等；③醛固酮拮抗剂，如螺内酯等。

（2）利尿药：如呋塞米、氢氯噻嗪等。

（3）β受体阻滞剂：如美托洛尔、卡维地洛等。

（4）强心苷类：如地高辛等。

常用药物

1. 利尿剂（表1）

表1　利尿剂

药物	适应证	禁忌证	起始剂量	每日最大剂量	每日常用剂量	应用方法	不良反应
呋塞米	特别适用于有明显液体潴留或伴肾功能受损的患者	从未有体液潴留的临床状和体征	20~40毫克，每日1次	120~160毫克	20~80毫克	①从小剂量开始，逐渐增加剂量直至尿量增加，以体重每天减轻0.5~1千克为宜；②一旦症状缓解、病情控制，即以最小剂量长期维持，并根据液体潴留的情况随时调整剂量；③睡觉前尽量不用利尿剂，以免夜间排尿次数多，影响休息；④应用利尿剂前后应检查肾功能和电解质，在开始应用或增加剂量1~2周后应复查血钾和肾功能。⑤呋塞米、布美他尼、托拉塞米、氢氯噻嗪、吲达帕胺均为排钾利尿剂，可与保钾利尿剂（氢苯蝶啶、阿米洛利、螺内酯）中的任何一种联用，以减少水、电解质紊乱的不良反应	①电解质紊乱：低钾、低镁等，出现低钾血症和低镁血症时，可增加ACEI/ARB的剂量，加用醛固酮受体拮抗剂，补钾、补镁等；②低血压：在开始用尿治疗或增加剂量时易发生，可通过减少利尿剂剂量、调整其他扩血管药物如硝酸酯类、钙离子拮抗剂（calcium channel blockers，CCB类药物）；③肾损伤：主要表现为血肌酐/尿素氮水平上升。可考虑减少ARB的剂量，若联合使用袢利尿剂和噻嗪类利尿剂，使用袢利尿剂和噻嗪类利尿剂的同时，避免使用解热镇痛药如布洛芬、对乙酰氨基酚等
布美他尼			一次0.5~1.0毫克，每日1次	6~8毫克	1~4毫克		
托拉塞米			一次10毫克，每日1次	100毫克	10~40毫克		
氢氯噻嗪	有轻度液体潴留，伴高血压而肾功能正常的患者	痛风，肾功能不全	一次12.5~25.0毫克，每日1~2次	100毫克	25~50毫克		
吲达帕胺			一次2.5毫克，每日1次	5毫克	2.5~5.0毫克		

（续表）

药物	适应证	禁忌证	起始剂量	每日最大剂量	每日常用剂量	应用方法	不良反应
氢氯噻嗪	纠正心力衰竭引起的继发性醛固酮分泌增多，并拮抗其他利尿药的排钾作用	高钾血症	一次25/50毫克，每日1次	200毫克	100毫克/20毫克	该类药通常与袢利尿剂（呋塞米、布美他尼、托拉塞米联合使用）	①高钾血症和肾损伤：使用该类药约3天和1周应监测血钾和肾功能。前3个月每月监测1次，以后每3个月监测1次。如血钾>5.5毫摩尔/升，应停用或减量，使用该类药物时应停止补钾，并避免使用高钾食物；②胃肠道反应，如恶心、呕吐、胃经挛利腹泻，发生酸利腹泻或其他可能引起腹泻水的症状时应同时停用利尿剂
阿米洛利		①严重肾功能减退；②高钾血症	一次2.5/5.0毫克，每日1次	20毫克	5~10毫克/10~20毫克		
螺内酯	①LVEF<35%，心功能分级Ⅱ~Ⅳ级，已使用ACEI（或ARB）和β受体阻滞剂治疗，仍有症状的患者；②急性心肌梗死后LVEF≤40%，有心力衰竭症状或既往有糖尿病史者	①严重肾功能不全；②血钾>5.0毫摩尔/升；③孕妇	一次10~20毫克，每日1次或隔日一次	20毫克	一次20毫克，每日1次		
托伐普坦	适用于常规利尿效果不佳、有低钠血症或有肾功能损害或有肾功能损害倾向的患者	①急需快速升高血清钠浓度；②低容量性低钠血症；③对口渴不敏感或对口渴不能正常反应的患者；④无尿症患者	7.5~15.0毫克/次，每日1次	60毫克	7.5~30.0毫克	①初次服药和再次服药治疗应在住院后进行，餐前餐后服药均可；②在初次服药和增加剂量期间，要经常监测血清电解质和血容量的变化情况。应避免在治疗最初的24小时内限制液体摄入，口渴时应及时饮水	口渴、口干、乏力、便秘、尿频或多尿及尿高血糖，通过多饮水、注意监测减少这些不良反应、一般可耐受

2. 血管紧张素Ⅰ转化酶抑制剂（表2）

表2 血管紧张素Ⅰ转化酶抑制剂

药物	适应证	禁忌证	起始剂量	目标剂量	应用方法	不良反应
卡托普利	①所有LVEF下降的心力衰竭患者必须使用该类药，终身服用该类药；②心力衰竭高发危险人群应考虑使用该类药物预防心力衰竭	①使用该类药曾发生血管神经性水肿（导致喉头水肿）；②严重肾代偿（未行替代治疗）；③双侧肾动脉狭窄；④妊娠期女性	一次6.25毫克，每日3次	一次50毫克，每日3次	①应尽早使用，由小剂量开始，逐渐递增，一般每隔2周倍增一次，直至达到目标剂量；②调整至合适剂量应终身维持使用，避免突然停药；③在开始治疗后1~2周监测血压钾和肾功能，并每月定期复查年化常规；④ACEI和β受体阻滞剂应尽早联合使用	①肾功能损害：起始治疗后1~2周内监测肾功能，并定期复查。如肌酐水平升高<30%，不需特殊处理，但应加强监测，如肌酐升高>30%，应减量，如肌酐恢复后肌酐恢复；②一般停用后肌酐恢复，肾功能恶化等情况更易发生：用药一周后肾功能恶化更易发生。尤其合并糖尿病、联用保钾利尿药、血钾>5.5毫摩尔/升，应停用该类药物，若与醛固酮受体拮抗剂联用时，应同时使用抗利尿剂；③低血压，通常使用该类药物时，不应同时加用补盐；④在开始治疗儿天或增加剂量时易发生：无症状时无须处理，有症状的低血压可通过以下方法处理：调整或停用其他降压药物，如利尿剂；如无液体潴留，可暂停或减量使用利尿剂；④干咳：若咳嗽严重不可耐受，影响睡眠和日常生活，可停用该类药物换用ARB类；⑤血管性水肿：多见于首次用药或发病前24小时内，应注意，若发生该反应，以后禁用该类药物
依那普利			一次2.5毫克，每日2次	一次10毫克，每日2次		
福辛普利			一次5毫克，每日1次	一次20~30毫克，每日1次		
赖诺普利			一次2.50~5.00毫克，每日1次	一次20~30毫克，每日1次		
培哚普利			一次2毫克，每日1次	一次4~8毫克，每日1次		
喹那普利			一次5毫克，每日2次	一次20毫克，每日2次		
雷米普利			一次1.25~2.50毫克，每日1次	一次10毫克，每日1次		
贝那普利			一次2.50毫克，每日1次	一次10~20毫克，每日1次		

3. β受体阻滞剂（表3）

表3　β受体阻滞剂

药物	适应证	禁忌证	起始剂量	目标剂量	应用方法	不良反应
比索洛尔	①结构性心脏病，伴LVEF下降的无症状心力衰竭患者；②有症状或曾经有症状的NYHA心功能分级Ⅱ～Ⅲ级、LVEF下降、病情稳定的慢性心力衰竭患者应终身使用	①支气管哮喘病史；②二度及以上房室传导阻滞（除外已植入心脏起搏器患者）；③心率<50次/分	一次1.250毫克，每日1次	一次10毫克，每日1次	①LVEF下降的心力衰竭患者一经诊断，在症状较轻或得到改善后应尽早使用该类药；②起始量宜小，逐加剂量需慢，若能耐受前一剂量，每隔2～4周剂量可加量；③有液体潴留或最近有液体潴留时，必须同时使用利尿剂，预防该类药物治疗初期液体潴留恶化；④突然停药会导致病情恶化，故应避免，既使该药物未能改善症状，仍应长期使用。该类药物起效较慢，往往在2～3个月才逐渐产生效果；⑤心率降至55～60次/分为该类药物应用的目标剂量	①心动过缓和房室传导阻滞：如心率<55次/分，或伴头晕等症状，或出现一度或二度房室传导阻滞，应减量或停药；②低血压：一般出现于首次使用或加量的24～48小时内，通常不需要处理，重复用药后常可自动消失；③液体潴留和心力衰竭恶化：如在3天内体重增加>2千克，应增加利尿剂量，如用药期间病情恶化，如与该类药物应用有关应停用；④无力：多数可在数周内缓解
卡维地洛			一次3.125～6.250毫克，每日2次	一次25～50毫克，每日2次		
琥珀酸美托洛尔			一次11.875～23.750毫克，每日1次	一次142.500～190.000毫克，每日1次		
酒石酸美托洛尔			一次6.250毫克，每日2～3次	一次50毫克，每日2～3次		

4. 血管紧张素 Ⅱ 受体拮抗剂（表 4）

表 4　血管紧张素 Ⅱ 受体拮抗剂

药物	适应证	禁忌证	起始剂量	目标剂量	应用方法	不良反应
坎地沙坦	同 ACEI 类，一般用于不能耐受 ACEI 类的慢性心力衰竭患者	①双侧肾动脉狭窄；②严重肾功能不全；③血钾>5.5 毫摩尔/升；④妊娠；⑤胆汁梗阻性疾病和严重肝功能不全患者禁用替米沙坦	一次 4 毫克，每日 1 次	一次 32 毫克，每日 1 次	应从小剂量开始，在耐受的基础上逐步增加至目标剂量，应用方法和监测指标同 ACEI	与 ACEI 相似，ARB 可引起高钾血症，肾功能不全，监测及处理同 ACEI。与 ACEI 相比，干咳少、极少会发生血管神经性水肿
缬沙坦			一次 20~40 毫克，每日 1 次	一次 80~160 毫克，每日 2 次		
氯沙坦			一次 25 毫克，每日 1 次	一次 100~150 毫克，每日 1 次		
厄贝沙坦			一次 75 毫克，每日 1 次	一次 300 毫克，每日 1 次		
替米沙坦			一次 40 毫克，每日 1 次	一次 80 毫克，每日 1 次		
奥美沙坦			一次 10 毫克，每日 1 次	一次 20~40 毫克，每日 1 次		

5. 地高辛　地高辛是唯一不增加慢性心力衰竭患者远期死亡率的口服正性肌力药，若血药浓度调整至合适剂量，地高辛的不良反应很少，不降低血压，不影响肾功能和电解质，可与其他抗心力衰竭药物联用（表 5）。

表5　地高辛

药物	适应证	禁忌证	应用方法	不良反应
地高辛	慢性 LVEF 降低性心力衰竭已应用利尿剂、ACEI（ARB）、β受体阻滞剂和醛固酮受体拮抗剂的患者，持续有症状的患者，尤其是伴快速心室率的心房颤动患者尤为适合	①病态窦房结综合征、二度及以上房室传导阻滞以及未植入心脏起搏器的患者；②急性心肌梗死＜24小时的患者，尤其是伴进行性心肌缺血者；③预激房室旁路伴房颤或房扑患者；④肥厚型梗阻性心肌病患者	①采用维持量疗法 0.125～0.25 毫克/天，老年患者或肾功能受损者剂量减半，应注意监测地高辛的血药浓度，使其维持在 0.5～1.0 纳克/毫升；②因心肌缺血会使地高辛的血药浓度增加，故宜心肌缺血患者应选择较低的初始剂量（较常规剂量减少 25%～50%）；③心功能 I 级使用地高辛不宜使用地高辛；④已使用地高辛的患者不宜轻易停用；⑤已服用地高辛，尚未使用 ACEI/ARB、β 受体阻滞剂、醛固酮受体拮抗剂的患者，待上述药物逐渐加量，无心力衰竭症状、收缩功能改善后，可停用地高辛	不良反应主要见于大剂量（血药浓度大于 2.0 纳克/毫升）时，包括心律失常、胃肠道反应（恶心、呕吐、厌食）、精神神经症状（视觉异常、昏睡及精神错乱），若出现以上症状并有血药浓度大于 2.0 纳克/毫升应立即停用地高辛，出现低镁、低钾血症时，应口服或静脉补钾、补镁；出现缓慢性心律失常，无症状者可密切观察，有症状者可给予阿托品；出现室性快速型心律失常，可考虑使用利多卡因或苯妥英钠

联合用药注意事项

ACEI 和 β 受体阻滞剂联用：两药合用称之为"黄金搭档"，可产生相加或协同的有益效应，尽早合用，才能发挥最大的益处，使死亡的危险性进一步下降。β 受体阻滞剂治疗前，不应使用较大剂量的 ACEI。两药合用后可交替和逐步递加剂量，分别达到各自的目标剂量或最大耐受剂量。为避免低血压，β 受体阻滞剂与 ACEI 可在同一天的不同时间段服用。

ACEI 和醛固酮受体拮抗剂联用，两者联用进一步降低慢性心力衰竭患者的病死率，但需严密监测血钾，通常与排钾利尿剂合用以避免发生高血钾，三药合用称之为"金三角"，成为慢性心力衰竭的基本治疗方案。

特殊人群用药指导

1. 儿童用药指导   通常导致儿童心力衰竭的原因多为先天性疾病，治疗上以对病因治疗为主，药物治疗为辅，儿童心力衰竭使用较多的药物包括利尿剂、洋地黄类药物、ACEI、醛固酮拮抗剂、β 受体阻断剂、正性肌力药，具体药物选择应遵医嘱。由于地高辛的安全窗很窄，通常早产儿、肾功能衰竭及急性心肌炎患者应避免应用，低钾及低镁应及时纠正以避免中毒和心律失常发生。

2. 老年人用药指导   老年人心力衰竭的病因复杂，尽量采用根治病因的疗法。老年人肾小球滤过率随增龄而下降，口服常规剂量的地高辛，血浆半衰期明显延长，血药浓度升高，故老年人剂量应相应减少，口服地高辛一般每天只需 0.125 毫克或更少；老年人心力衰竭患者可选用小剂量 ACEI 抑制药治疗，但应注意：要密切监测血压、血钾和肾功能；老年人因肾功能减退，血容量减少，应避免突然过度利尿导致低血钾，血容量突然减少致血液浓缩发生血栓、心肌梗死、直立性低血压等不良后果，老年人排钾功能减退，应用保钾利尿药时应监测血钾变化；老年人多有脑动脉、肾动脉粥样硬化，应用血管扩张药的过程中需密切监测血压，勿使血压骤然下降，以免重要器官血液灌注不足，开始剂量宜小（可从常用剂量的 1/3 或 1/2 开始），并逐渐加至治疗量。

3. 孕妇用药指导　　因 ACEI 和 ARB 对胎儿有致畸性，因此妊娠合并心力衰竭患者禁用 ACEI 和 ARB。而地高辛、利尿剂相对安全，具体药物选择应遵医嘱。但用药期间需在专科医师的指导下定期开展孕检，严密监测胎儿的发育情况。

🌿 用药案例解析

案·例·1

简要病史：患者，男，72 岁，诊断陈旧性心肌梗死、心力衰竭 2 年，糖尿病 3 年，一直服用螺内酯、呋塞米、卡托普利、地高辛、美托洛尔缓释片、二甲双胍维持，症状控制较好，患者 2 个月前自行停用螺内酯、呋塞米，1 个月前出现极度倦怠，肌肉无力，四肢末梢厥冷，入院电解质检查：血钾 6.3 毫摩尔/升，复用呋塞米后好转。

解析：心力衰竭患者往往症状控制后因服药过多而自行停用某些药物，尤其合并糖尿病、联用保钾利尿药、ACEI 类药物等情况更易发生，患者停用螺内酯、呋塞米后，使用的卡托普利的不良反应有高血钾，且患者合并糖尿病，当出现酮症酸中毒时更易出现高血钾，故用药一段时间后应复查血钾，同时服用排钾利尿药如呋塞米等。

案·例·2

简要病史：患者，女，78 岁，诊断心力衰竭 1 年，反复胸闷、呼吸困难 3 个月，加重 10 余天，心功能Ⅳ级，水肿、肾功能轻度不全，经呋塞米、氢氯噻嗪等治疗水肿未见明显减轻，换用托拉塞米空腹服用、加用螺内酯后患者水肿症状好转。

解析：轻度心力衰竭患者使用小剂量利尿剂反应良好，心力衰竭进展和恶化时常需要加大利尿剂剂量，最终大剂量也无反应，即出现利尿剂抵抗。临床处理包括：①注意限制患者钠盐的摄入，钠摄入过多导致利尿剂疗效差；②改变祥利尿剂的用法用量，增加利尿剂的剂量和次数、空腹服用，呋塞米改为托拉塞米或布美他尼；③加用醛固酮受体拮抗剂（如醛固酮）或增加其剂量；④加用新型利尿剂托伐普坦，对于伴顽固性水肿的患者疗效更显著，推荐用于常规利尿剂效果不佳或有肾功能损害倾向的患者。患者应在医生或药师的指导下，合理地选择和使用药物，才能取得最大获益。

案·例·3

简要病史：患者，女，45 岁，诊断心力衰竭，一直使用雷米普利治疗 3 个月，近期出现咳嗽，主要表现为刺激性干咳，较频繁，影响睡眠，使用镇咳药效果不明显，停用雷米普利后咳嗽好转，再次使用后咳嗽重现。

解析：雷米普利为 ACEI 抗心力衰竭药物，其易引起的咳嗽，见于治疗开始的几个月内，若咳嗽不严重可耐受者，则可继续使用该药，若严重不可耐受，影响睡眠和日常生活，可停用该类药物，换用 ARB 类如厄贝沙坦等，若患者出现难以耐受的咳嗽时要警惕 ACEI 类药物，必要时请咨询医生或药师。

温 馨 提 示

（1）慢性心力衰竭患者不能随意停药或减量，否则会导致疾病的加重或复发。

（2）心力衰竭患者用药期间，应谨遵医嘱定期门诊随访。

用 药 常 见 问 题 解 析

Q1 酒石酸美托洛尔片与琥珀酸美托洛尔缓释片在治疗心力衰竭上疗效是一样的吗？

答： 这两个药的主要成分是一样的，但是在治疗心力衰竭的长期用药中，推荐使用琥珀酸美托洛尔缓释片，其疗效及治疗证据更充分，但在治疗初期可用酒石酸美托洛尔片过渡。

Q2 当我使用贝那普利 3 个月后出现频繁刺激性干咳，该怎么办？

答： ACEI 类引起的咳嗽，见于治疗开始的几个月内，若咳嗽不严重可耐受者，可继续使用该药，若严重不可耐受，影响睡眠和日常生活，可停用该类药物，换用 ARB 类如厄贝沙坦等。

Q3 有哪些中药能治疗心力衰竭？

答： 一些资料报道，常用的中成药，如通心络胶囊侧重于益气活血；益心舒胶囊偏于益气养阴；芪苈强心胶囊温阳益气，活血利水，兼顾标本；血府逐瘀胶囊以活血见长，临床治疗时可在辨证论治的指导下灵活选用。如果想采取中药治疗，请先咨询医生，千万不要放弃常规治疗。

Q4 在服用抗心力衰竭的药物时，以前服用的降压药硝苯地平可以继续吃吗？

答： 硝苯地平不可继续服用，需停药，因硝苯地平有负性肌力作用，引起心力衰竭失代偿和死亡率增加，应避免使用。此时若合并严重的高血压或心绞痛时，可使用硝苯地平的同类药氨氯地平或非洛地平，但需注意引起腿部水肿的可能。

Q5 服用抗心力衰竭的药物已经一年多，目前症状控制比较好，能停药吗？

答： 为了治疗心力衰竭，医生会为患者开一种或多种处方药物，患者必须每天坚持服药，确保按医生交代的事项准确服药，不能多，也不能少，漏服或者错服药物会带来严重的后果，在医生不知情的情况下不能擅自停药。药物有时会产生不良反应，如咳嗽、如厕频繁等，如果出现不良反应或有疑问或不相信药物对疾病有效时请与医生联系。

Q6 当心力衰竭患者感冒发热时，能使用布洛芬、感冒灵胶囊等吗？

答： 布洛芬、感冒灵胶囊等退热、缓解感冒症状的一些药能通过收缩血管引起心力衰竭恶化，可引起肾功能损害，增加 ACEI、ARB 或醛固酮受体拮抗剂引起肾功能下降的风险，因此要慎重使用。

Q7 合并糖尿病的心力衰竭患者，口服降糖药需要注意什么？

答： 合并糖尿病的心力衰竭患者，不可使用罗格列酮、吡格列酮，因这两种药会加重心力衰竭，增加心力衰竭患者住院的风险。二甲双胍作为心力衰竭合并 2 型糖尿病患者（肾功能轻度降低，如 GFR>30 毫升/分）的一线药物；磺脲类和胰岛素可作为二线或三线治疗。但是如果患者存在严重肾功能或者肝功能损害，不推荐使用二甲双胍；若患者有低氧血症相关临床状况（如急性心力衰竭、休克或败血症），不应使用或应停用二甲双胍，以免发生乳酸酸中毒。

王慕华

疾病二　冠状动脉粥样硬化性心脏病

—— 疾 病 概 述 ——

概述

　　冠状动脉粥样硬化性心脏病（coronary atherosclerotic heart disease），简称冠心病，指由于脂质代谢不正常，血液中的脂质沉着在原本光滑的动脉内膜上，在动脉内膜一些类似粥样的脂类物质堆积而成白色斑块，称为动脉粥样硬化病变。这些斑块渐渐增多造成动脉腔狭窄，使血流受阻，导致心脏缺血，产生心绞痛。本病多发生于 40 岁以上成人，男性发病早于女性，经济发达国家的发病率较高；近年来发病呈年轻化趋势，已成为威胁人类健康的主要疾病。

分类

　　临床上常将冠心病分为隐匿型、心绞痛型、心肌梗死型、心肌硬化型和猝死型 5 种。

　　（1）隐匿型：患者有冠状动脉硬化，但病变较轻或有较好的侧支循环，或患者痛阈较高因而无疼痛症状。

　　（2）心绞痛型：在冠状动脉狭窄的基础上，由于心肌负荷的增加引起心肌急剧的、短暂的缺血与缺氧的临床综合征。

（3）心肌梗死型：在冠状动脉病变的基础上，发生冠状动脉供血急剧减少或中断，使相应的心肌严重而持久地急性缺血导致心肌坏死。

（4）心肌硬化型：心肌纤维化，心肌的血供长期不足，心肌组织发生营养障碍和萎缩，或大面积心肌梗死后，致纤维组织增生所致。

（5）猝死型：患者心搏骤停的发生是由于在动脉粥样硬化的基础上，发生冠状动脉痉挛或栓塞，导致心肌急性缺血，造成局部电生理紊乱，引起暂时的严重心律失常所致。

🫀 发病原因

冠心病的主要病因是冠状动脉粥样硬化，但动脉粥样硬化的原因尚不完全清楚，可能是多种因素综合作用的结果，即多种因素作用于不同环节所致，这些因素称为危险因素。主要的危险因素如下：

1. 年龄与性别　40岁后冠心病发病率升高，女性绝经期前发病率低于男性，绝经期后与男性差不多。

2. 高脂血症　除年龄外，脂质代谢紊乱是冠心病最重要的预测因素。总胆固醇（TC）、低密度脂蛋白胆固醇（LDL-C）水平与冠心病发生危险之间存在着密切的关系。LDL-C水平每升高1%，则患冠心病的危险性增加2%～3%。三酰甘油（TG）是冠心病的独立预测因子，往往伴有低高密度脂蛋白胆固醇（HDL-C）和糖耐量异常，后两者也是冠心病的危险因素。

3. 高血压　与冠状动脉粥样硬化的形成和发展关系密切。收缩压情况比舒张压情况更能预测冠心病的发生风险。140～149毫米汞柱的收缩压比90～94毫米汞柱的舒张压更能增加冠心病死亡的风险。

4. 吸烟　是冠心病的重要危险因素，是唯一最可避免的死亡原因。冠心病与吸烟之间存在着明显的量效关系。

5. 糖尿病　　冠心病是未成年糖尿病患者首要的死因，冠心病占糖尿病患者所有死亡原因和住院率的近 80%。

6. 肥胖症　　已明确为冠心病的首要危险因素，可增加冠心病死亡率。肥胖被定义为体重指数［BMI，BMI=体重（千克）/身高的平方（平方米）］男性≥27.8，女性≥27.3。BMI 与 TC、TG 增高，HDL-C 下降呈正相关。

7. 久坐生活方式　　不爱运动的人与经常运动健身的人相比，冠心病的发生和死亡危险性将翻一倍。

临床表现

冠心病多发生于 40 岁以后，男性多于女性，且以脑力劳动者居多，女性常在绝经期后表现症状。典型胸痛：因体力活动、情绪激动等诱发，突感心前区疼痛，多为发作性绞痛或压榨痛，也可为憋闷感。疼痛从胸骨后或心前区开始，向上放射至左肩、臂，甚至小指和无名指，休息或含服硝酸甘油可缓解。胸痛放散的部位也可涉及颈部、下颌、牙齿、腹部等。胸痛也可出现在安静状态下或夜间，由冠状动脉痉挛所致，也称变异型心绞痛。若胸痛性质发生变化，如新近出现的进行性胸痛，痛阈逐步下降，以至稍事体力活动或情绪激动，甚至休息或熟睡时亦可发作。疼痛逐渐加剧、变频，持续时间延长，祛除诱因或含服硝酸甘油不能缓解，此时往往怀疑为不稳定型心绞痛。

发生心肌梗死时胸痛剧烈，持续时间长（常常超过半小时），硝酸甘油不能缓解，并可有恶心、呕吐、出汗、发热，甚至发绀、血压下降、休克、心力衰竭。

一部分患者的症状并不典型，仅仅表现为心前区不适、心悸或乏力，或以胃肠道症状为主。某些患者可能没有疼痛，如老年人和糖尿病患者。约有 1/3 的患者首次发作冠心病表现为猝死。

可伴有全身症状，如发热、出汗、惊恐、恶心、呕吐等。合并心力衰竭的患者可出现以上症状。

🍃 治疗选择

1. **一般治疗**　卧床休息并给予持续的心电监护，病情稳定后可适当活动。

2. **内科药物治疗**　根据病情危险分层采取适当药物治疗，用于改善心肌耗氧与供氧失平衡，缓解缺血症状；稳定斑块、防止冠状动脉血栓形成和发展、降低并发症和病死率等。

3. **介入手术治疗**　是通过特定的心脏导管操作技术对心脏病进行确诊和治疗的诊疗方法，它是目前较为先进的、有创的心脏病诊治方法，包括冠状动脉造影术、射频消融术、冠状动脉腔内溶栓术等。

🍃 预后

冠心病的预后取决于病变严重程度和稳定程度，即心肌缺血的程度和范围越严重，发作越频繁，其发生心肌梗死和死亡的可能性越大。心肌梗死后患者的危险性也增加。前述的积极干预措施已证实能明显降低冠心病患者发生梗死的情况和死亡率，所以坚持严格规范的治疗，改善冠状动脉病变和心肌缺血可以延长寿命，提高生活质量。

——— 药　物　治　疗 ———

🍃 治疗目标

缓解症状，减少心绞痛及心肌梗死的发作；延缓冠状动脉粥样硬化病变的发展，并减少冠心病死亡率。

常用药物

治疗冠心病的常用药物见表6。

表6 治疗冠心病的常用药物

常用药物	适应证	禁忌证	服用时间	不良反应	储存条件
硝酸甘油	冠心病，心绞痛的治疗及预防，也可用于降低血压或治疗充血性心力衰竭	禁用于心肌梗死早期、严重贫血、青光眼、颅内压增高和已知对硝酸甘油过敏的患者。还禁用于使用枸橼酸西地那非的患者	心绞痛时舌下含服	①头痛；偶可发生眩晕、虚弱、心悸和其他直立性低血压的表现，尤其是直立、制动的患者；②治疗剂量可发生明显的低血压反应，表现为恶心、呕吐、虚弱、出汗、苍白和虚脱；③晕厥、面部潮红、药疹和剥脱性皮炎均有报告	遮光、密封，在阴凉处保存
贝那普利	各期高血压，作为对洋地黄和（或）利尿剂反应不佳的充血性心力衰竭患者（NYHA分级）的辅助治疗	已知对贝那普利相关化合物或本品对任何辅料过敏者。由血管紧张素转换酶抑制剂引起或与血管紧张素转换酶抑制剂引起的血管性水肿病史者	晚间顿服	①主要为头痛、头晕、乏力、咳嗽、恶心、失眠、肌痛、直立性低血压、面部及唇部肿胀、鼻炎、鼻炎、咽炎、呼吸道阻塞和有窒息等；②少数患者血中尿素氮和血清肌酐升高；③罕见血钾升高	药品阴凉贮存区（20℃以下）
辛伐他汀	高胆固醇血症，冠心病	①对本品任何成分过敏者；②活动性肝炎或无法解释的持续血清转氨酶升高者；③怀孕或哺乳期妇女	晚间顿服	辛伐他汀一般耐受性良好，大部分不良反应轻微且为一过性。腹痛、便秘、胃肠胀气、疲乏、无力、头痛。发现肌病的报告罕见	密闭、避光，30℃以下贮存

（续表）

常用药物	适应证	禁忌证	服用时间	不良反应	储存条件
氯吡格雷	心肌梗死、缺血性脑血栓、闭塞性脉管炎和动脉粥样硬化及血栓栓塞引起的并发症	①对本药成分过敏者；②严重的肝功能损害；③近期活动性病理性出血，如消化性溃疡或颅内出血；④急性心肌梗死最初几天；⑤肾功能不全或有尿蛋白患者禁用；⑥活动性消化性溃疡患者禁用	就餐结束前与食物同服	①血液系统：常见出血；②胃肠道：常见腹痛、消化不良、恶心、腹泻和便秘等；③皮肤：常见皮疹、斑丘疹、红斑疹、瘙痒及皮肤瘀斑；④中枢和周围神经系统：常见头痛、眩晕和感觉异常等；⑤其他：偶见支气管痉挛、血管性水肿或类过敏性反应	药品阴凉贮存区（20℃以下）
普萘洛尔	可治疗心律失常、心绞痛、高血压，亦可用于甲状腺功能亢进症，能迅速控制心动过速、震颤、体温升高等症状	①支气管哮喘；②心源性休克；③心传导阻滞（Ⅱ、Ⅲ度房室传导阻滞）；④重度心力衰竭；⑤窦性心动过缓	分3~4次服用	①较常见的有眩晕或头昏、心率过慢；②较少见的有支气管痉挛及呼吸困难、充血性心力衰竭、神志模糊、精神抑郁，反应迟钝，皮疹；③更少见的有发热和咽痛、皮疹、出血倾向；④不良反应持续存在时，须格外警惕的有四肢冰冷、干燥、恶心、指甲床木、异常疲乏等	密封保存
维拉帕米	①各种类型心绞痛；②房颤前收缩、预防心绞痛或阵发性室上性心动过速；③肥厚型心肌病；④原发性高血压	①心源性休克；②Ⅱ、Ⅲ度房室传导阻滞；③重度低血压，收缩压<12千帕（90毫米汞柱）；⑤病态窦房结综合征；⑥预激或短P-R综合征合征伴房颤扑		口服可有恶心、呕吐、便秘、心悸、眩晕等不良反应。静脉注射可致低血压，偶可致窦性心动过缓、窦性停搏、Ⅱ、Ⅲ度房室传导阻滞	密闭、遮光、密封保存

联合用药注意事项

忌随意联合用药。临床研究发现，如果冠心病患者同时服用，普萘洛尔（心得安）与维拉帕米（异博定）可发生心动过缓、低血压、心力衰竭，严重者可发生心搏骤停。如果同时服用洋地黄和维拉帕米，可发生猝死。

特殊人群用药指导

老年人用药指导　　冠心病患者多身体虚弱，特别是一些老年患者常常还伴有一些其他系统疾病，故在选择冠心病用药时，还得考虑其他疾病的合并用药。如冠心病并发高血压多采用 β 受体阻滞剂（如普萘洛尔等）与钙离子拮抗剂（如硝苯地平等）联合应用；冠心病并发糖尿病多采用降糖药与 ACEI（如卡托普利等）合用；冠心病伴心动过缓应用二氢吡啶类钙离子拮抗剂（如硝苯地平等），不宜使用 β 受体阻滞剂（如普萘洛尔等），而伴心动过缓者可应用 β 受体阻滞剂（如普萘洛尔等），由于此类人群年龄较大，疾病发作时如救助不及时，患者就有猝死的危险。建议患者外出时随身携带急救药：如硝酸甘油片、异山梨酯等，当心绞痛发作时，将硝酸甘油片 1～2 片咬碎，含在舌下，1～3 分钟后，疼痛即可缓解。如果疼痛严重，服用硝酸甘油片不缓解，同时间隔 5～10 分钟，可重复应用 2～3 次硝酸甘油，但切记不可过量用药，不然可导致血压下降、休克等不良反应的发生，使病情加重并复杂化。

用药案例解析

案·例·1

简要病史： 一位 73 岁的冠心病患者，出现房颤，用地高辛达稳态血药浓度后，以 0.25 毫克/（次·天）口服维持较长时间，同时服用普萘洛尔以发挥协同作用。用药半个月后心电图 II 度房室传导阻滞，心率 56 次/分，出现食欲缺乏、恶心呕吐、厌食、腹痛腹泻等症状。

解析： 普萘洛尔对治疗窦性心动过速效果最好，地高辛可控制房颤，两药合用有协同作用。患者高龄，肾功能差，排泄慢，地高辛长期使用有蓄积。普萘洛尔为 β 受体阻滞剂，能减慢心率，降低心肌收缩力和心输出量，使房室传导减慢。由于两药对房室传导的抑制有协同作用，使得地高辛血药浓度超出高限，从而出现毒性反应。

专家建议： 两药不能长期合用，对老年肾功能不全患者尤应慎用，如必须同时使用，应在医生的指导下，宜短期（一般在 5 天内）使用，并进行血药浓度及心电图监测。

案·例·2

简要病史： 一位 68 岁男性冠心病患者，经皮冠状动脉介入治疗（PCI）术后 5 个月，再发心前区疼痛 3 天，患者平日口服阿司匹林片 100 毫克/（次·天）、氯吡格雷胶囊 75 毫克/（次·天）、瑞舒伐他汀 10 毫克（次·天）、单硝酸异山梨酯片 20 毫克/次（2 次·天），患者有慢性胃炎病史，长期口服奥美拉唑20毫克/（次·天）。

分析：氯吡格雷主要通过细胞色素c的亚型发挥作用，而质子泵抑制剂类抑酸药物如奥美拉唑可以抑制细胞色素c，同时服用会影响氯吡格雷的抗血小板作用。

专家建议：冠心病合并胃炎患者，应将正在服用的治疗药物告知医生，以避免因药物相互作用导致用药效果不佳，该患者可在医生的指导下将奥美拉唑替换为对氯吡格雷的抗血小板作用影响相对较小的药物，如泮托拉唑、雷贝拉唑等。

案·例·3

简要病史：一位男性60岁冠心病患者，间断胸痛8年（不稳定型心绞痛），同有支气管哮喘病史7年，最近3天患者哮喘急性发作，胸痛加重，患者平日自服阿司匹林100毫克/（次·天）。

分析：有些哮喘患者在服用阿司匹林后，数分钟到数小时内可诱发剧烈的哮喘发作，这种对阿司匹林不耐受的现象，在医学上被称为"阿司匹林哮喘"，因此哮喘患者须慎用阿司匹林。

专家建议：哮喘患者在感冒时，不可自行选择用药，应在医生的指导下选择用药。该哮喘患者服用了阿司匹林，为避免加重哮喘病情，可遵医嘱将阿司匹林更换为氯吡格雷。

温 馨 提 示

（1）冠心病患者不能随意停药或减量，否则会导致疾病的加重或复发。

（2）冠心病患者用药期间，应谨遵医嘱定期门诊随访。

用 药 常 见 问 题 解 析

Q1 冠心病、心律失常患者可以同时服用降脂药辛伐他汀片和抗心律失常药地尔硫䓬吗？

答： 辛伐他汀是通过肝脏 CYP4503A4 酶代谢，而地尔硫䓬是该酶的抑制剂，两药联用使得辛伐他汀的血药浓度增加，药效增强，导致该药横纹肌溶解症的不良反应危险性增高，建议患者在医生的指导下，换用其他不经 CYP4503A4 酶代谢的他汀类药物（如普伐他汀、瑞舒伐他汀、氟伐他汀等）或减少辛伐他汀的用量［辛伐他汀可减至 20 毫克/（次·天）］并监测肝功能和肌酶水平。

Q2 患者高血压伴冠心病，长期服用普萘洛尔控制血压，目前血压控制较好，多次测量血压均在 130/85 毫米汞柱，可以停用降压药吗？

答： 服用降压药的过程中，发现血压降至正常水平时不能误以为血压已经正常而突然停药，尤其是 β 受体阻滞剂（如普萘洛尔），由于患者长期使用，机体为了调节这种阻滞，使儿茶酚胺类收缩血管的神经介质异常升高，一旦停用（尤其老年人）

就会发生该介质迅速猛升等一系列反应，造成的后果极其严重，患者应在医生的指导下，调整服药种类及剂量，并服用相当时间的维持量，使血压保持在较为理想的水平，逐步减量而停药（减量时间≥2周），并密切观察患者不良反应的发生情况。

黄莹莹　郭道华

疾病三　心律失常

疾 病 概 述

概述

心律失常（cardiac arrhythmia）是指心脏冲动的频率、节律、起源部位、传导速度或激动次序的异常。其原因包括窦房结激动异常或激动产生于窦房结以外，激动的传导缓慢、阻滞或经异常通道传导，即心脏活动的起源和（或）传导障碍导致心脏搏动和（或）节律异常。心律失常是心血管疾病中重要的一组疾病，它可单独发病亦可与心血管疾病伴发，可突然发作而猝死，亦可持续累及心脏而衰竭。

分类

根据心律失常的起源或发生部位、心律失常的发生机制、心律失常的频率快慢而进行分类。如按心率分为：①快速型心律失常，窦性心动过速、房性期前收缩、房性心动过速、心房扑动、心房颤动、阵发性心动过速、室性心动过速、室扑、室颤等；②缓慢型心律失常，窦性心动过缓、病态窦房结综合征、传导阻滞等。

发病原因

遗传性心律失常多为基因通道突变所致，后天获得性心律失常可见于各种器质性心脏病，其中以冠状动脉粥样硬化性心脏病、心肌病、心肌炎和风湿性心脏病为多见，尤其在发生心力衰竭或急性心肌梗死时。某些生理因素如紧张、焦虑，抑或饮用浓茶、咖啡、酒精性饮料等，常是快速性心律失常的诱发因素。器质性心脏病引起的心脏结构和功能异常是产生心律失常的重要原因或病理基质。心外疾病如电解质紊乱和酸碱平衡失调、理化因素和中毒、医源性因素等。

临床表现

心律失常血流动力学改变的临床表现主要取决于心律失常的性质、类型、心功能及对血流动力学影响的程度，如轻度的窦性心动过缓、窦性心律不齐、偶发的房性期前收缩、Ⅰ度房室传导阻滞等对血流动力学影响甚小，故无明显的临床表现，较严重的心律失常如病窦综合征、快速心房颤动、阵发性室上性心动过速、持续性室性心动过速等，可引起心悸、胸闷、头晕、低血压、出汗，严重者可出现晕厥、阿-斯综合征甚至猝死，由于心律失常的类型不同，临床表现各异，主要有以下几种表现：

1. 冠状动脉供血不足的表现　　各种心律失常均可引起冠状动脉血流量降低，各种心律失常虽然可以引起冠状动脉血流降低，但较少引起心肌缺血，然而，对有冠心病的患者，各种心律失常都可以诱发或加重心肌缺血，主要表现为心绞痛、气短、周围血管衰竭、急性心力衰竭、急性心肌梗死等。

2. 脑动脉供血不足的表现　　不同的心律失常对脑血流量的影响也不同。脑血管正常者，上述血流动力学的障碍不致造成严重后果，脑血管发生病变时，则足以导致脑供血不足，其表现为头晕、乏力、视物模糊、暂时性全盲，甚至出现失语、瘫痪、抽搐、昏迷等一过性或永久性的脑损害表现。

3. 肾动脉供血不足的表现　　心律失常发生后，肾血流量也发生不同程度的减少，临床表现有少尿、蛋白尿、氮质血症等。

4. 肠系膜动脉供血不足的表现　　快速型心律失常时，血流量降低，肠系膜动脉痉挛，可产生胃肠道缺血的临床表现，如腹胀、腹痛、腹泻，甚至发生出血、溃疡或麻痹。

5. 心功能不全的表现　　主要为咳嗽，呼吸困难，倦怠，乏力等。

治疗选择

1. 一般治疗　　心律失常的治疗包括病因治疗、去除病灶，发作时心律失常的控制和预防复发等。消除各种能引起心律失常的因素，有心律失常者应避免吸烟、饮酒，不要饮浓茶和咖啡；如果心律失常是药物引起的，要停用该药物。

治疗病因是根治心律失常的主要方法。如甲状腺功能亢进患者引起的窦性心动过速，甲状腺功能恢复正常后窦性心动过速也就得到了矫正；冠心病心肌缺血介导的心律失常，解除了动脉的狭窄，心肌得到正常的血液灌注，心律失常就会随之消失。房室折返或房室结折返性心动过速，阻断了引起折返的多余通道，心动过速就会得以终止。

2. 药物治疗　　缓慢型心律失常一般选择增强心肌自律性和（或）加速传导的药物，大多数抗心律失常药主要针对快速型心律失常。对于某些致命性的心律失常如快速型房颤、室颤、室扑、尖端扭转型室速等常可引起休克、低血压、急性肺水肿、晕厥等，此时积极选择电复律、心脏起搏、静脉应用抗心律失常药物对于挽救患者生命必不可少。

3. 非药物治疗　　心律失常的非药物治疗主要为介入治疗，包括心导管射频消融治疗、人工起搏治疗和心脏自动复律除颤器。

预后

心律失常的预后与心律失常的类型、性质、基础心脏病、年龄、患者的心脏功能及是否合并全身疾病等因素有密切关系。

药 物 治 疗

治疗目标

通常包括发作时心律失常的控制、去除病因病灶、改良基质、预防复发等几个方面。

常用药物

治疗心律失常的常用药物见表7。

表 7 治疗心律失常的常用药物

常用药物	适应证	禁忌证	服用时间	不良反应	储存条件
地高辛	伴有快速心室率的心房颤动、心房扑动患者的心室率及室上性心动过速	①与钙注射剂合用；任何洋地黄类制剂中毒；②室性心动过速、心室颤动；梗阻性肥厚型心肌病（若伴心室收缩功能不全或心房颤动仍可考虑）；③预激综合征伴心房颤动或扑动		①常见的不良反应包括：促心律失常作用、胃纳不佳或恶心、呕吐（刺激延髓中枢）、下腹痛、异常的无力、软弱；②少见的反应包括：视物模糊或"色视"如黄视、绿视、腹泻、中枢神经系统反应如精神神经抑郁或错乱；③罕见的反应包括：嗜睡、头痛及皮疹、荨麻疹（过敏反应）	密封保存
利多卡因	急性心肌梗死后室性早搏和室性心动过速，亦可用于洋地黄类中毒、心脏外科手术及心导管引起的室性心律失常	对局部麻醉药过敏者禁用；阿斯综合征（急性心源性脑缺血综合征）、预激综合征、严重心传导阻滞（包括窦房、房室及心室内传导阻滞）患者静脉禁用		可作用于中枢神经系统、引起嗜睡、感觉异常、肌肉震颤、惊厥昏迷及呼吸抑制等不良反应。可引起低血压及心动过缓。血药浓度过高，可引起心房传导速度减慢、房室传导阻滞以及抑制心肌收缩力和心输出量下降	密闭保存
地尔硫䓬	①冠状动脉痉挛引起的心绞痛。②梗阻性肥厚型心肌病。③（静脉）可用于控制心房颤动的心室率	①病态窦房结综合征未安装起搏器者；②Ⅱ、Ⅲ度房室传导阻滞末安装起搏器者；③收缩压低于12千帕（90毫米汞柱）；④对本品过敏者；⑤急性心肌梗死或肺充血者	餐前及睡前服用	①常见不良反应：水肿、头痛、恶心、眩晕、皮疹、无力；②少见的不良反应：心绞痛、心律失常、房室传导阻滞、心动过缓、束支传导阻滞、充血性心力衰竭、心电图异常、低血压、心悸等	遮光、密封保存

（续表）

常用药物	适应证	禁忌证	服用时间	不良反应	储存条件
索他洛尔	①转复、预防室上性心动过速，特别是房室结折返性心动过速，也可用于预激综合征伴室上性心动过速；②心房扑动、心房颤动；③各种室性心律失常，包括室性早搏、持续性及非持续性室性心动过速；④急性心肌梗死并发严重心律失常	心动过缓、心率＜60 次/分病态窦房结综合征、Ⅱ、Ⅲ度房室传导阻滞、室内传导阻滞、低血压、休克、Q-T 间期延长、未控制心力衰竭及过敏者		严重的不良反应是致心律失常，可表现为原有心律失常加重或出现新的心律失常，严重时可出现扭转型室性心动过速、多源性室性心动过速、心室颤动、多剂量大、低钾、Q-T 同期延长。严重心脏病变等有关。与 β 受体阻滞剂作用相关的有心动过缓、低血压、支气管痉挛等	密封，在阴凉处保存
美托洛尔	用于治疗高血压、心绞痛、心肌梗死、肥厚型心肌病、主动脉夹层、心律失常、甲状腺功能亢进、心脏神经官能症等	心源性休克、病态窦房结综合征、Ⅱ、Ⅲ度房室传导阻滞、不稳定的、失代偿性心力衰竭患者（肺水肿、低灌注或低血压）、持续地或间歇地接受 β 受体激动剂正变力性治疗的患者。有症状的心动过缓或低血压、给予心率＜45 次/分、P-Q 间期＞0.24 秒或收缩压＜100 毫米汞柱的怀疑急性心肌梗死的患者。伴有坏疽危险的严重外周血管疾病患者。对本品中任何成分或其他 β 受体阻滞剂过敏者		①心血管系统：心率减慢、传导阻滞、血压降低、心力衰竭加重、外周血管痉挛导致的四肢冰冷或皮肤搏动不能触及；②四诺现象；②因脂溶性及较易透入中枢神经系统，故该系统的不良反应较多，抑郁占 5%，其他有头痛、多梦、失眠等，偶见幻觉；③消化系统：恶心、胃痛，便秘＜1%，腹泻占 5%，但不严重、很少影响用药；④其他：气急、关节痛、瘙痒、耳鸣、视变性、腹膜后腔纤维变性等	遮光，密封保存

（续表）

常用药物	适应证	禁忌证	服用时间	不良反应	储存条件
普萘洛尔	适用于治疗与交感神经兴奋有关的各种心律失常，如室上性心律失常中心房颤动、心房扑动、阵发性室上性心动过速以及由于焦虑或甲状腺功能亢进等引起的窦性心动过速；室性心律失常中室性期前收缩、运动或情绪变动所引起的室性心律失常	①支气管哮喘；②心源性休克；③心脏传导阻滞（Ⅱ、Ⅲ度房室传导阻滞）；④重度或急性心力衰竭；⑤窦性心动过缓	饭前、睡前服用	可出现眩晕、神志模糊（尤见于老年人）、精神抑郁、反应迟钝等中枢神经系统不良反应；头晕（低血压所致）；心率过缓（<50 次/分）；较少见的有支气管痉挛及呼吸困难、充血性心力衰竭；更少见的有发热和喉痛（粒细胞缺乏）、反跳（过敏反应）、出血倾向（血小板减小）；不良反应持续存在时，须格外警惕易出诸症如肢冰冷、腹泻、倦怠、眼口或皮肤干燥、恶心、指趾麻木、异常疲乏等	密封保存
胺碘酮	①房性心律失常（心房扑动、心房纤颤的转律和转律后窦性心律的维持）；②结性心律失常；③室性心律失常（治疗危及生命的室性期前收缩和室性心动过速以及室性心律失常或室性纤颤的预防）；④伴 W-P-W 综合征的心律失常；适用于上述心律失常，尤其合并器质性心脏病的患者（冠状动脉供血不足及心力衰竭）	①严重窦房结功能异常者禁用；②Ⅱ、Ⅲ度房室传导阻滞者禁用；③心动过缓引起晕厥者禁用；④对本品敏者禁用		窦性心动过缓、窦性停搏或窦房阻滞、房室传导阻滞；偶有 Q-T 间期延长伴尖端扭转性室性心动过速等	密闭、遮光保存

（续表）

常用药物	适应证	禁忌证	服用时间	不良反应	储存条件
普罗帕酮	用于预防或治疗室性或室上性期前收缩及心动过速、预激综合征、电转律后心房扑动、心室颤动发作等	无起搏器保护的窦房结功能障碍、严重房室传导阻滞、双束支传导阻滞患者，严重充血性心力衰竭、心源性休克、严重低血压及对该药过敏者禁用		不良反应较小，主要为口干、舌唇麻木，可能是由于其局部麻醉作用所致。此外，早期的不良反应还有头晕、头昏、闪耀，其后可出现胃肠道障碍如恶心、呕吐、便秘等。也有出现房室阻断症状	遮光、密封
美西律	主要用于慢性室性心律失常，如室性早搏、室性心动过速	心源性休克和有Ⅱ或Ⅲ度房室传导阻滞、病态窦房结综合征者禁用		①胃肠反应：恶心、呕吐等；②神经系统：头晕、震颤（最先出现手细颤）、共济失调、眼球震颤、嗜睡、昏迷及惊厥、复视、视物模糊、精神失常、失眠；③心血管系统：窦性心动过缓及窦性停搏一般较少发生，偶见胸痛，促心律失常作用如室性心动过速、低血压及心力衰竭加剧；④过敏反应：皮疹；⑤极个别有白细胞及血小板减少	密封保存

联合用药注意事项

心律失常药物治疗的首选方案是单一用药,从小剂量开始,无效时再逐渐增量,尽量减少联合用药。单一药物治疗无效或剂量过大难以耐受不良反应,合并存在多种类型的心律失常,反复发作的恶性或潜在恶性心律失常需长期抗复发治疗者,需联合用药。

联合用药时每种药物的用量应为单一药物的最小有效剂量,并选择药理作用不同的药物。此外,还应留意相互的不良作用及配伍禁忌,不仅要关注对窦房结自律性、房室结传导性、心肌收缩性的抑制,更要关注对 Q-T 间期延长的协同作用,尤其对于女性、心力衰竭患者、器质性心脏病患者,同时在应用大环内酯类抗生素及三环类抗抑郁药等可延长 Q-T 间期的药物时,更应注意加强监测。

特殊人群用药指导

1. 儿童用药指导　　3 岁以下心律失常患儿禁用胺碘酮注射液,新生儿及早产儿心律失常患儿慎用利多卡因,心律失常患儿可选择普萘洛尔、美托洛尔、索他洛尔、普罗帕酮、地高辛等使用,具体药物选择应遵医嘱。但由于儿童机体发育尚未完全,使用抗心律失常药物时应加强监测,预防不良反应的发生。

2. 青少年用药指导　　青少年心律失常患者可选择胺碘酮、普萘洛尔、美托洛尔、索他洛尔、普罗帕酮、地高辛、利多卡因等,具体药物选择应遵医嘱。但由于青少年期发育仍未完全,使用抗心律失常药物时也应加强监测,预防不良反应的发生。

3. 老年人用药指导　　老年心律失常可分为两种，一种是缓慢型心律失常，另一种是快速型心律失常。老年人心律失常有以下特征：①少数由功能性引起，大多数为器质性病因，尤其是冠心病，应予重视。②老年人心律失常，如心率不快的房颤和期前收缩，可无任何自觉症状，偶在体检时发现；但也能因心率突然加快或减慢，出现晕厥或心力衰竭等。③考虑到老年人对药物副作用的耐受能力，要特别注意心律失常与用药的因果关系。具体药物选择应遵医嘱，但由于老年人肝肾功能多有不同程度的减退，用药期间需加强监测血常规、肝肾功能等指标。

4. 孕妇用药指导　　当良性心律失常出现时，应安慰患者，同时应避免咖啡因、烟草和乙醇等刺激物。计划怀孕的妇女，症状性心动过速应在怀孕前行导管消融治疗。如果推荐药物治疗，则应尽可能推迟至妊娠晚期应用，且用最低有效剂量较为明智。妊娠时无结构性心脏病的心律失常通常对 β 受体阻滞剂敏感；如果 β 受体阻滞剂无效，可考虑应用索他洛尔或 I c 类钠通道阻滞剂。妊娠期的前 3 个月药物对胎儿的致畸作用最强，以后应用药物也可能对胎儿生长和发育有不良影响，且可增加致心律失常的风险。对于发作时有明显症状或血流动力学障碍的右室流出道起源的特发性室速，可用维拉帕米或 β 受体阻滞剂（美托洛尔或比索洛尔）预防。患长 Q-T 间期综合征的孕妇，推荐妊娠期和产后全程服用 β 受体阻滞剂，除非存在明确的禁忌。特发性左室分支性室速通常对 β 受体阻滞剂无反应，可以试用维拉帕米，其机制可能与抑制部分除极的浦肯野纤维缓慢钙内流相关。伴有血流动力学不稳定的室速或室颤的孕妇应直接电复律或除颤。对于药物治疗无效或难以耐受的心动过速，可在有经验的心脏中心尝试导管消融，消融过程中应做好胎儿防射线保护，并告知孕妇和家属相关风险。

植入埋藏式心律转复除颤器的妇女可以成功妊娠。如果怀孕期间有埋藏式心律转复除颤器适应证，为避免 X 线辐射，可考虑应用皮下埋藏式心律转复除颤器，但应权衡目前有限的经验。

🌿 用药案例解析

案·例·1

简要病史：患者，女，69 岁，入院诊断心律失常（心房颤动），心率 84 次/分，心律不齐，第一心音强弱不等，入院第 2 天患者仍诉有发作性心慌，持续 2~3 秒能自行缓解，无胸痛、胸闷，进食、睡眠正常。查体心率 72 次/分，加用美托洛尔缓释片 47.5 毫克口服，每天一次，入院第 4 天患者心慌明显减轻，查体心率 65 次/分。

解析：一般根据症状和短期血流动力学改善的程度来确定心室率控制的目标。一般认为，对大多数心房颤动患者，静息时心室率应控制在 60~80 次/分，中度活动时心室率应控制在 90~115 次/分。对于无严重的快速心率相关症状者，采用宽松的心率控制策略是合理的。本患者应用美托洛尔缓释片 47.5 毫克口服，每天一次，静息时心率控制在 60 次/分左右较为理想。

案·例·2

简要病史：患者，女，55 岁，诊断心律失常（阵发性房颤、射频消融术后），出院后规律口服华法林片 2.5 毫克、美托洛尔缓释片 23.5 毫克、贝那普利片 5 毫克、胺碘酮片 0.2 毫克，每天一次治疗；1 周后无明显诱因出现喘憋，伴咳嗽，咳白色黏痰，伴发作性心悸，无胸痛、发热，无恶心、呕吐，无头痛、头晕，未予特殊治疗，上述症状逐渐加重，为求进一步治疗住院。入院心电图示 Q-T 间期为 559～582 毫秒，急查血钾示 3.2 毫摩尔/升，考虑继发性长 Q-T 间期致间断扭转型室上性心动过速并室颤发作的可能性，积极补钾治疗，并给予异丙肾上腺素 1 毫克/5% 葡萄糖注射液 250 毫升静脉注射，提高心室率，缩短 Q-T 间期；给予氯化钾缓释片 1 克，每日 3 次，并停用胺碘酮。当日复查心电图示 Q-T 间期为 378～450 毫秒，复查血钾为 3.4 毫摩尔/升。入院第 3 天复查血钾为 3.5 毫摩尔/升，继续治疗至患者出院。

解析： 该患者入院 1 周前饮食欠佳，入院急查电解质示低钾血症，最后致恶性心律失常发生。对于临床口服或静脉接受胺碘酮治疗的患者如出现腹泻、呕吐、大量利尿、饮食减少等情况时，应嘱患者及时检查电解质，以免发生低血钾的协同作用致尖端扭转型室速。若是门诊患者或出院患者服用或静脉接受胺碘酮治疗，应对患者进行用药教育，嘱患者注意饮食、规律生活习惯、定期复查血生化和心电图。

温馨提示

（1）心律失常患者不能随意停药或减量，否则会导致疾病的加重或复发。

（2）心律失常患者用药期间，应谨遵医嘱定期门诊随访。

用 药 常 见 问 题 解 析

Q1 所有心律失常都必须药物治疗吗?

答: 并非所有的心律失常都需要治疗,在用药之前尤其要筛选出无须治疗的心律失常,包括体检时发现的期前收缩、无症状性心动过速、心室率不快的房颤、血流动力学稳定的心律失常、无不良严重后果的心律失常。对这些患者应当以"打消顾虑"为主,避免不健康的生活方式,如避免或减少应用可使心律失常加重的酒、咖啡、浓茶等刺激性饮品,避免过度劳累、熬夜、激动、生气等。

此外,定期复查、自我监测脉搏以评估心律失常也至关重要。这些患者应用抗心律失常药物不仅无益,有些反而使原有心律失常加重甚至诱发新的心律失常(抗心律失常药物的致心律失常作用)。

Q2 同为美托洛尔缓释片,厂家不同用法也不同吗?

答: 所有缓释片或控释片严禁嚼碎或压碎后服用。同时摄入食物不影响其生物利用度。目前,临床常用的缓释片有:琥珀酸美托洛尔缓释片和酒石酸美托洛尔缓释片。

琥珀酸美托洛尔,在37℃水中的溶解度显著低于酒石酸美托洛尔,可制备成膜控型缓释微丸。琥珀酸美托洛尔缓释片可以按刻痕掰开服用。

酒石酸美托洛尔,在37℃水中的溶解度较大,难以制备成膜控型缓释微丸。酒石酸美托洛尔缓释片属骨架型缓释片，不可掰开服用。

Q3 美托洛尔普通片（胶囊），为什么要空腹服用？

答： 进餐时服用，美托洛尔的生物利用度增加 40%。虽然食物可增加美托洛尔的生物利用度，但是患者每天的饮食结构不同，若进餐时服用可增加体内血药浓度波动，进而影响其疗效和增加不良反应发生的风险。

Q4 胺碘酮用药后需要监测可能出现的不良反应有哪些？

答： 用药后出现呼吸道症状需要进行胸片检查，治疗期间密切监测肝功能，注意监测并纠正离子紊乱，定期检查甲状腺功能、进行心电图检查。

Q5 胺碘酮长期服用时要注意药物的相互作用吗？

答： 很多心脏病患者长期使用华法林、他汀类、洋地黄、β受体阻滞剂，患者去任何医院就诊时都要告诉医生自己在服用胺碘酮。

Q6 我现在在服用胺碘酮片，可以哺乳吗？

答： 胺碘酮可以通过胎盘进入胎儿体内，大鼠实验已证实胺碘酮对胎儿有毒性作用，临床上有孕妇服用胺碘酮引起胎儿先天性甲状腺肿、甲状腺功能亢进和甲状腺功能低下的报道。

新生儿血中原药及代谢产物为母体血浓度的 25%。已知碘也可通过胎盘，故孕妇使用时应权衡利弊。胺碘酮及代谢物可从乳汁中分泌，服药期间不宜哺乳。

Q7 长期服用美托洛尔可以突然停药吗？

答： 长期服用美托洛尔时如欲中断治疗，须逐渐减少剂量，一般于 7～10 天内撤除，至少也要经过 3 天。尤其是冠心病患者骤然停药可致病情恶化，出现心绞痛、心肌梗死或室性心动过速。

Q8 使用治疗心律失常的药物期间能饮酒吗？

答： 首先，饮酒可能会导致疾病的复发或加重，此外，在服用期间，部分药物可能对肝功能产生影响，饮酒可能会加重这种影响或导致其产生不良反应。所以，不建议饮酒。

Q9 心律失常患者再患其他疾病如何处理？如感冒、发热后怎么办？治疗这些病的药对心律失常的病情有影响吗？

答： 大部分用药不会影响心律失常的治疗，少数药物可能会引起心律失常或使原有心律失常加重，如大环内酯类抗感染药物阿奇霉素可能会引起室性心动过速、Q-T 间期延长等，建议就诊其他疾病时一定要告知其他科的医生您患有心律失常，当出现严重或复杂情况时，需要重新制订给药治疗方案。

宋乐乐

疾病四　肺动脉高压

疾病概述

概述

肺动脉高压（pulmonary arterial hypertension，PAH）是一种临床常见的恶性肺血管疾病，指肺动脉压力升高超过一定界值的一种血流动力学和病理生理状态，可导致右心衰竭，从而引起一系列临床表现。目前肺动脉高压诊断标准为：海平面静息状态下，右心导管检测肺动脉平均压≥25毫米汞柱。肺动脉高压发病率较低，但致残率和病死率高，应引起人们的重视。

分类

2008年，第四次世界肺动脉高压会议将伴发肺动脉高压的临床疾病分为五大类：①动脉型肺动脉高压；②左心疾病所致肺动脉高压；③缺氧和（或）肺部疾病引起的肺动脉高压；④慢性血栓栓塞性肺动脉高压；⑤多种因素和（或）不明机制引起的肺动脉高压（具体分类见 Dana Point 分类），并根据 WHO 心功能分级将肺动脉高压分为 I～IV 级。

发病原因

肺动脉高压迄今病因不明，目前认为其发病与遗传因素、自身免疫、药物及毒素等有关。编码 BMPR2 的基因被认为是肺动脉高压最重要的遗传易感基因。目前明确和肺动脉高压肯定相关的物质包括部分中枢性食欲抑制剂（阿米雷司、苯氯雷司、芬氟拉明、右芬氟拉明）及毒性菜籽油；而非常可能相关的物质包括安非他明、L-色氨酸和甲基苯丙胺。

临床表现

肺动脉高压本身没有特异性的临床表现，仅在剧烈活动时感到不适；随着肺动脉压力的升高，可逐渐出现全身症状。患者就诊时最常见的症状有：活动后气短和乏力（最早出现）、晕厥、胸痛、咯血、心悸，其他症状还包括下肢水肿、干咳、胸闷、心绞痛、声音嘶哑等，某些类型肺动脉高压还会有原发病的症状。

治疗选择

1. 一般治疗　　包括运动和康复训练、避孕、吸氧、预防感染、心理指导及择期手术指导等多个方面。

2. 内科药物治疗

（1）支持治疗：包括使用华法林抗凝，利尿药利尿，地高辛、多巴胺治疗心力衰竭。

（2）选择性肺血管扩张药：目前使用的药物包括硝苯地平等CCBs、吸入用伊洛前列素等。前列环素类、波生坦等内皮素受体拮抗剂、西地那非、法舒地尔等。

（3）心律失常的治疗：可选用胺碘酮等抗心律失常药物。

3. 外科手术治疗　　包括房间隔造瘘术、肺移植。

4. 介入治疗　　先天性心脏病相关性肺动脉高压：有适应证的，可进行介入封堵治疗。

预后

不同类型肺动脉高压患者的预后有所不同。肺动脉高压中的特发性肺动脉高压患者的自然病程最为明确，诊断后中位生存期仅为2～3年，且症状严重者预后更差，靶向药物治疗可使3年生存率明显提高，即便如此，由于大多数患者存在严重的血流动力学改变和功能障碍，远期临床预后不良。肺动脉高压和右室功能障碍同时存在者预后更差。肺动脉压力升高和右室功能障碍也是慢性肺病所致肺动脉高压患者最重要的死亡因素。适合手术的慢性血栓栓塞性肺动脉高压患者肺动脉血栓内膜剥脱术术后远期存活率好于药物治疗和肺移植者。

药 物 治 疗

治疗目标

改善肺血管重构，抑制内皮增生及血管平滑肌增生；纠正心肌缺血（右室肥厚导致冠状动脉缺血）；改善右心室重构。通过以上改善措施，提高心功能和运动耐量，控制和延缓临床恶化，最终提高生存率。

常用药物

治疗肺动脉高压的常用药物见表8。

表8　治疗肺动脉高压的常用药物

常用药物	适应证	禁忌证	服用时间	不良反应	储存条件
华法林	需长期持续抗凝患者：①血栓栓塞性疾病；②手术后或创伤后静脉血栓形成的治疗、心肌梗死的辅助用药；③预防性用于曾有血栓栓塞病的患者及有术后血栓并发症危险者	①肝肾功能损害、严重高血压、凝血功能障碍伴有出血倾向、活动性溃疡、外伤、先兆流产、近期手术者；②妊娠期	每晚同一时间服用	①过量易致各种出血。早期表现有瘀斑、紫癜、牙龈出血、鼻出血、伤口出血、血经久不愈、月经量过多等，出血可发生在任何部位。特别是泌尿系统和消化道；②偶见不良反应有恶心、呕吐、腹泻、瘙痒性皮疹、过敏反应及皮肤坏死；③大量口服甚至出现双侧乳房坏死，微血管或深血管性含血以及大范围皮肤坏疽；一次大量过大的尤其危险	遮光、密封保存
呋塞米	①水肿性疾病包括充血性心力衰竭、肝硬化、肾脏疾病，与其他药物合用治疗急性肺水肿等；②高血压（不作为首选药物）；③预防急性肾功能衰竭用于各种原因导致肾脏血流灌注不足；④高钾血症及高钙血症；⑤稀释性低钠血症；⑥抗利尿激素分泌过多症；⑦急性药物毒物中毒	对本药过敏者		①常见者与水、电解质紊乱有关，尤其是大剂量或长期应用时，如直立性低血压、休克、低钾血症、低氯血症、低氯性碱中毒、低钠血症、低钙血症，以及与此有关的口渴、乏力、肌肉酸痛、心律失常等；②少见者有过敏反应、视物模糊、黄视症、恶心、呕吐、头晕、头痛、钠差、腹泻、胰腺炎、肌肉强直等，骨髓抑制导致粒细胞减少、血小板减少性紫癜和再生障碍性贫血、肝功能损害；③感觉异常、高血糖、尿糖阳性、原有糖尿病加重、高尿酸血症、耳鸣、听力障碍多见于大剂量静脉推快速注射时（每分钟剂量大于4～15毫克），多为暂时性，少数为不可逆性，尤其当与其他有耳毒性的药物同时应用时；在高钙血症时，可引起肾结石	遮光、密封、干燥处保存

（续表）

常用药物	适应证	禁忌证	服用时间	不良反应	储存条件
螺内酯	①水肿性疾病：与其他利尿药合用，治疗充血性水肿，肝硬化腹水，肾性水肿等水肿性疾病，也用于特发性水肿的治疗；②高血压；③原发性醛固酮增多症；④低钾血症的预防	高钾血症患者禁用		①常见的有：高钾血症，常以心律失常为首发表现，用药期间必须密切随访血钾和心电图；胃肠道反应，如恶心、胃肠胀和腹泻；②少见的有：低钠血症；抗雄激素样作用或对其他内分泌系统的影响；中枢神经系统表现，长期应用大剂量服用本药可发生行走不协调，头痛等；③罕见的有：过敏反应；暂时性血浆肌酐、尿素氮升高；轻度高氯性酸中毒；肿瘤	遮光，密封，干燥处保存
培哚普利	高血压与充血性心力衰竭	①对本药过敏者；②与使用ACEI有关的血管神经性水肿（奎根水肿）病史；③双侧肾动脉狭窄或单侧肾动脉狭窄；④高血钾；⑤妊娠与哺乳；⑥先天性半乳糖血症、葡萄糖和半乳糖吸收障碍综合征、或缺乏乳糖酶的患者	饭前	①头痛，疲倦，眩晕，情绪或睡眠紊乱，痛性痉挛；②直立性或非直立性低血压；③胃痛，厌食，恶心，腹痛，味觉障碍；④持续性干咳，但停药后干咳消失；⑤皮疹，血管神经性水肿	遮光，密封，干燥处保存
美托洛尔	治疗高血压、心绞痛、心肌梗死、肥厚型心肌病、主动脉夹层、心律失常、甲状腺功能亢进、心脏神经官能症、心力衰竭等	心源性休克。病态窦房结综合征。Ⅱ、Ⅲ度房室传导阻滞。不稳定的失代偿性心力衰竭患者（肺水肿、低灌注或低血压），持续地或间歇地接受β受体激动剂正变力治疗的患者。有症状的心动过缓或低血压。心率<45次/分、P-Q间期>0.24秒或收缩压<100毫米汞柱的怀疑急性心肌梗死的患者。伴有坏疽危险性的严重外周血管疾病患者。对本品中任何成分或其他β受体阻滞剂过敏者	空腹服药	①常见的有：疲劳，头痛，头晕；皮肤发冷，心动过缓；心悸；腹痛，恶心、呕吐、腹泻和便秘；②少见的有：胸痛，体重增加；心力衰竭暂时恶化；睡眠障碍，感觉异常；气急，支气管哮喘或气端痉挛者可发生支气管痉挛；③罕见的有：血小板减少，脱发，味觉改变；房室传导时间延长，心律失常，水肿，晕厥等	遮光，密封，干燥处保存

（续表）

常用药物	适应证	禁忌证	服用时间	不良反应	储存条件
硝苯地平	①心绞痛：变异型心绞痛；慢性稳定型心绞痛；②高血压（单独或与其他降压药合用）	对硝苯地平过敏者	晨起服药，间隔12小时后再服用	①常见的有：外周水肿、头痛、头晕、多不需要药物、一过性低血压、面部潮红、心悸、胸闷、气短、鼻塞、腹胀、骨骼肌便秘、腹泻、胃肠痉挛、精神紧张、关节僵硬、肌肉疼痛、视物模糊、颤抖、神经过敏、睡眠紊乱；②少见的有：贫血、白细胞平衡失调等；②少见的有血小板减少、紫癜、过敏性肝炎、齿龈增生、抑郁、弥性胶痛、抗核抗体峰值时瞬间失明、胶性皮疹、血药浓度阳性关节炎等；③可能产生的严重心力衰竭、肺反应：心肌梗死和充血性心力衰竭导阻滞水肿、心律失常和传导阻滞	遮光，密封，干燥处保存
地尔硫䓬	①心绞痛；②轻、中度高血压	①病态窦房结综合征未装起搏器者；②Ⅱ或Ⅲ度房室传导阻滞未安装起搏器者；③收缩压低于12千帕（90毫米汞柱），心率低于50次/分者；④对本品过敏者；⑤充血性心力衰竭患者	餐前或睡前服药	①可能出现水肿、头痛、恶心、眩晕、皮疹、无力；②极少出现以下情况：房室传导阻滞、心动过缓、束支传导阻滞、充血性心力衰竭、心电图异常、低血压、心悸、晕厥、心动过速、窦性期前收缩	遮光，密封，干燥处保存
地高辛	①高血压、瓣膜性心脏病、先天性心脏病和慢性心功能不全，尤其适用于伴有快速心室率的心房颤动的心功能不全；②用于控制伴有快速心室率的心房颤动、心房扑动患者的心室率及室上性心动过速	①与钙注射剂合用；②任何洋地黄类制剂中毒；③室性心动过速、心室颤动；③梗阻性肥厚型心肌病（若伴收缩功能不全或心房颤动仍可考虑）；④预激综合征伴心房颤动或扑动	—	①常见的不良反应包括：促心律失常作用、胃肠不适如恶心、呕吐（刺激延髓中枢）、下腹痛、异常的无力、软弱；②少见的反应包括：视物模糊或"色视"（如黄视、绿视）、腹泻、中枢神经系统反应如精神抑郁或错乱；③罕见的反应包括：嗜睡、头痛及皮疹、荨麻疹（过敏反应）	遮光，密封，干燥处保存

（续表）

常用药物	适应证	禁忌证	服用时间	不良反应	储存条件
伊洛前列素	中度原发性肺动脉高压	①对伊洛前列素或任何赋形剂过敏；②出血危险性增加的疾病；③患有心脏病的患者；④明显的肺水肿伴呼吸困难；⑤近 3 个月发生过脑血管事件（如短暂性脑缺血发作、脑卒中）或其他脑供血障碍；⑥妊娠、哺乳		最常见的不良反应包括血管扩张、头疼及咳嗽加重	遮光、密封保存
贝前列素	改善慢性动脉闭塞性疾病引起的症状	①妊娠或可能妊娠的妇女；②出血的患者	饭后口服	①出血倾向；②休克；③间质性肺炎；④肝功能低下；⑤心绞痛、心肌梗死	密封、室温保存
波生坦	用于治疗Ⅲ期和Ⅳ期原发性肺动脉高压，或者硬皮病引起的肺动脉高压	①过敏者；②怀孕或者可能怀孕者；③中度或严重肝功能损害；④伴随使用环孢素 A、格列本脲者	可在进食前或后，早、晚服用	转氨酶升高，全身疲劳，流感，昏睡，牙疼、心血管系统心房纤维性颤动、心动过缓、心力衰竭、胸痛、水肿等	室温保存
西地那非	肺动脉高压	①服用任何剂型硝酸酯的患者；②过敏者		头痛、潮红、消化不良、鼻塞及视觉异常等	密封保存
法舒地尔	改善和预防蛛网膜下腔出血术后的脑血管痉挛及其引起的脑缺血症状	①出血患者：颅内出血；②可能正在出血的患者：术中对出血的生理止血尚未完成的患者；③低血压患者		①有时会出现消化道出血；②循环系统：偶见低血压面面潮红；③血液系统：偶见贫血白细胞减少，血小板减少	密封保存

联合用药注意事项

（1）呋塞米、螺内酯、伊洛前列素、贝前列素与华法林合用可增强其抗凝作用，硝苯地平与华法林合用使药物的游离浓度常发生改变，需调整药物剂量并加强监测。

（2）螺内酯与培哚普利等血管紧张素转换酶抑制剂合用，发生高钾血症的机会增加；螺内酯使地高辛半衰期延长，地尔硫䓬、血管紧张素转换酶抑制剂及其受体拮抗剂使地高辛血药浓度增加，需加强监测。

（3）伊洛前列素可增强美托洛尔、培哚普利等药物的抗高血压作用。如果出现明显的低血压，可通过减少伊洛前列素溶液来纠正。

（4）已使用波生坦、西地那非、伊洛前列素、贝前列素类药物的患者，如联合使用硝苯地平、地尔硫䓬可能会发生血压明显下降。因此只有在右心导管检查过程中进行急性肺血管扩张试验确定为阳性的肺动脉高压患者才能使用部分 CCBs 治疗，对合并有高血压需使用 CCBs 的患者需谨慎联合使用肺动脉高压靶向治疗药物（包括伊洛前列素、贝前列素、波生坦、西地那非）。

特殊人群用药指导

1. 儿童用药指导　　应用于成人肺动脉高压治疗的各类靶向药物也均可在儿童肺动脉高压中使用，但需要根据体重酌情调整剂量。在治疗期间应密切观察药物疗效，及时调整治疗方案。对于明显右心衰竭的患儿，一般主张进行抗凝治疗；如由感染诱发病情恶化，应积极治疗呼吸道感染。

2. 老年人用药指导　　老年肺动脉高压患者可选择上述药物治疗，具体药物选择应遵医嘱。但由于老年人肝肾功能有不同程度的减退，用药期间需加强监测肝肾功能等指标。

3. 孕妇用药指导　　对于有肺动脉高压的患者，建议避免怀孕。如果发生怀孕，建议多学科在肺动脉高压中心进行综合护理。

用药案例解析

案·例·1

简要病史：患者，男性，26 岁，诊断肺动脉高压半年，给予呋塞米片与螺内酯片利尿、华法林钠片抗凝、波生坦等靶向药物降肺动脉高压等治疗，定期监测凝血酶原时间（INR）、肝功能及血常规等，症状控制较好。两周前患者因牙龈肿痛自行服用甲硝唑片治疗，用药 6 天后，皮肤多处出现瘀斑，遂至医院查 INR 升高，给予相应处理并调整治疗药物后好转。

解析：肺动脉高压易合并远端小动脉血栓形成，活动减少也易导致静脉血栓的形成，相关指南及专家共识推荐肺动脉高压患者接受华法林抗凝治疗，并建议 INR 维持在 1.5～2.0。华法林的主要不良反应为出血，常见的出血症状有牙龈出血、流鼻血、皮肤紫癜等，用药过程中要注意监测 INR，并尽量保持饮食结构的平衡。很多因素如药物、食物、疾病等可影响华法林的抗凝效果，常见的药物包括胺碘酮、抗感染药物、解热镇痛药、抑酸药等。患者服用的甲硝唑可明显增强华法林的抗凝作用，使 INR 值升高并增加出血风险。因此，服用华法林的患者尽量避免自行用药，在加用或停用任何药物包括中药时应在医生的指导下注意密切监测 INR 值，必要时调整华法林的用量。

案·例·2

简要病史：患者，女性，22 岁，幼年时发现先天性室间隔缺损，15 岁时诊断肺动脉高压，予利尿药、华法林等对症支持治疗。因患者有先天性心脏病及肺动脉高压，医生建议不宜妊娠，但患者未遵医嘱，自行妊娠，并停用治疗药物，孕期未做任何检查及产检。孕 12～23 周时胸闷气促较前加重，未就医。孕 39 周时，患者不适症状加重入院，综合评估病情建议及时终止妊娠。急诊剖宫产，产一单胎女活婴，患者转入 ICU 治疗，2 日后患者突发心搏骤停，经抢救无效后死亡。

解析：患者幼年时发现室间隔缺损，但因缺乏医疗知识及家庭困难等因素，未能对疾病及时进行诊治，发展为肺动脉高压；后未听从医生建议自行妊娠，孕期未做任何检查，并停用肺动脉高压治疗药物，导致病情越来越严重，出现重度肺动脉高压、艾森曼格综合征；术后心脏负荷进一步加重，最终导致死亡。肺动脉高压是一种慢性疾病，必须长期使用药物治疗。为了避免药物及疾病对胎儿的不利影响，肺动脉高压的患者建议避免怀孕；如果发生怀孕，建议多学科在肺动脉高压中心进行综合护理。

案·例·3

简要病史：患者，男性，52 岁，诊断肺动脉高压 2 年，使用波生坦治疗 1 年余，病情改善不明显，遂改用西地那非、吸入用伊洛前列素溶液治疗，医生告知其用药注意事项。治疗第3天，患者在上班途中突然出现呕吐、晕厥，急送医院进行诊治后好转。

解析：吸入用伊洛前列素溶液最常见的不良反应包括血管扩张、头疼，这与其扩张血管的作用有关。患者使用该药时需掌握正确的用药方法，并加强监测。有晕厥史的肺动脉高压患者应避免一切额外的负荷和应激如运动。如果晕厥发生于直立体位时，每天清醒但未下床时吸入首剂药物是有帮助的。如果晕厥的恶化是由基础疾病所造成，应考虑改变治疗方案。肝功能异常患者，肾功能衰竭需要血液透析的患者，伊洛前列素的清除均是降低的，应考虑减低剂量。

温馨提示

（1）肺动脉高压患者需终身治疗，要按时按量规律服药，不得擅自随意调整剂量和药物种类。

（2）肺动脉高压患者用药期间，应遵医嘱定期门诊随访，出现不适及时就诊。

用药常见问题解析

Q1 治疗肺动脉高压的吸入用伊洛前列素溶液（万他维）该怎么用？

答： 万他维是一种吸入用药，每次吸入应该从 2.5 微克开始，也就是吸入装置中口含器所提供的剂量。也可以根据不同患者的需要和耐受性逐渐增加伊洛前列素剂量至 5.0 微克。根据不同患者的需要和耐受性，每天应吸入伊洛前列素 6～9 次。根据口含器与雾化器所需的药物剂量，每次吸入时间应为 5～10 分钟。

Q2 肺动脉高压症状好转，可以停用治疗药物吗？

答： 肺动脉高压是指肺内血管压力升高，它的本质是肺血管管壁增粗、变窄、变硬。目前药物只能通过扩张肺血管来改善症状，但是无法从本质上逆转整个病情，所以需要长期服用药物来改善症状，延缓疾病进展过程；停用肺动脉高压药物有可能使病情反跳，甚至加重病情。我们不能单凭症状来决定肺动脉高压的病情，需要定期到专科门诊进行随访；未经专科医师允许，不可擅自停用药物或更改药物剂量。

Q3 西地那非和波生坦含有激素吗？吃了后会长胖吗？

答： 西地那非和波生坦是扩张肺血管的药物，两种药物都不含有激素，吃了后不会长胖。

Q4 波生坦最常见的副作用是什么？需怎样预防？

答： 波生坦最常见的副作用是肝脏转氨酶升高。为了避免其潜在的肝脏毒性，建议治疗期间至少每月监测一次肝功能，根据监测结果调整治疗药物。

Q5 减肥药会引起肺动脉高压吗?

答: 有许多药物和肺动脉高压的发病有关,其中阿米雷司、芬氟拉明、右芬氟拉明、苯丙醇胺、金丝桃(所含的某一成分)和甲基苯丙胺等都是减肥药的成分。有研究发现口服减肥药 3 个月以上,发生肺动脉高压的风险会明显增加,减肥药能诱发肺动脉高压的发生并能促进病变发展。有资料显示即使经过治疗,减肥药相关的肺动脉高压预后可能比特发性肺动脉高压更差。因此,要提高警惕,在服用任何减肥药前应该咨询专科医生,遵医嘱使用或尽量不要服用。

Q6 肺动脉高压目前有什么特效治疗药物?

答: 目前肺动脉高压没有什么特效治疗药物,治疗效果比较好的是靶向药物,包括吸入用伊洛前列素等前列环素类、波生坦等内皮素受体拮抗剂、西地那非等 5 型磷酸二酯酶抑制剂。

Q7 诊断肺动脉高压,能用硝苯地平等钙通道阻滞剂吗?

答: 只有急性肺血管扩张试验结果阳性的患者才能从钙通道阻滞剂治疗中获益。由于钙通道阻滞剂有导致体循环血压下降、矛盾性肺动脉压力升高、心力衰竭加重、诱发肺水肿等危险,故对尚未进行急性肺血管扩张试验的患者不能盲目应用钙通道阻滞剂。对正在服用且疗效不佳的患者应逐渐减量至停用。

Q8 肺动脉高压服用药物期间能喝酒吗?

答: 饮酒后,乙醇可能会和某些药物发生相互作用,影响药物疗效,或可能增加药物的毒副作用,导致病情加重,因此要避免饮酒。

师佩兰

疾病五　心　肌　病

疾 病 概 述

概述

心肌病（cardiomyopathy）是指原因不明的伴有心功能障碍的心肌疾病。分为原发性心肌病和继发性心肌病。原发性心肌病按病因和病理被分为三型：扩张型心肌病、肥厚型心肌病、限制型心肌病；病因已明确的或是全身疾病的一部分，称继发性心肌病。流行病学研究显示，随着年龄的增加，患有心肌疾病的老年患者亦随之增多，其发病率明显升高，其中以扩张型心肌病和肥厚型心肌病较为常见。

分类

根据病理生理、病因学和发病因素把心肌病分为以下 4 个类型。

（1）扩张型心肌病（dilated cardiomyopathy，DCM）：左心室或双心室扩张，有收缩功能障碍。

（2）肥厚型心肌病（hypertrophic cardiomyopathy，HCM）：左心室或双心室肥厚，通常伴有非对称性室间隔肥厚。

（3）限制型心肌病（restrictive cardiomyopathy，RCM）：收缩正常，心壁不厚，单或双心室舒张功能低下及扩张容积减小。

（4）致心律失常性右室心肌病（arrhythmogenic right ventricular dysplasia/cardiomyopathy，ARVD/C）：右心室进行性纤维脂肪变。

🍂 发病原因

心肌病是一种原因不明的心肌疾病，一般认为与病毒感染、自身免疫反应、遗传、药物中毒和代谢异常等有关。它不包括病因明确的或继发于全身疾病的特异性心肌病。心肌病的发病原因至今未明。

🍂 临床表现

1. 一般表现　疲倦、乏力、头晕等症状在心肌病的早期阶段常不明显。随着心脏功能损害的不断加重，心排血量开始减少，这些症状就会表现出来，活动时症状更为明显。不过，这些症状在很多其他疾病也常可出现。

2. 气短或呼吸困难　这是心肌病的主要症状之一。最初时仅在劳动或劳累后出现，可逐渐发展为在轻度的活动或休息时也出现呼吸困难，或者出现夜间阵发性气急，严重者可出现急性肺水肿。

3. 心悸　各种心律失常时都可出现，心悸可为首见或主要的表现。

4. 晕厥　因心排血量的骤减引起脑供血量减少而出现症状，在肥厚型心肌病较多见。

5. 水肿　心肌病常以充血性心力衰竭为主要特征。

6. 胸痛　多见于肥厚型心肌病患者，表现为非典型的心绞痛发作，常因劳累诱发，持续时间长，发作时大多伴有不同程度的呼吸困难，休息或使用硝酸甘油也很少能缓解疼痛。

7. 猝死　由于各种心肌病都有可能出现恶性心律失常，因而导致猝死发生的情形在心肌病患者中并不少见。

治疗选择

1. 一般治疗　　患者应强调卧床休息、积极防治呼吸道感染，尽可能减少诱发心力衰竭的机会，心力衰竭时低盐饮食。

2. 内科药物治疗　　强心药物、β受体阻滞剂、钙拮抗剂、血管扩张剂、利尿剂。

3. 外科手术治疗　　心脏移植、心肌成形术、部分左室心肌切除术等。

预后

心肌病预后较差，病程长短不一，约70%的心肌病患者，在出现症状后5年内死亡；当其心肌壁变薄和心肌功能减退后，预后将进一步恶化。心律失常的存在使预后更严重。总的看来，男性患者存活时间只有女性患者的一半。约50%的患者死亡是突然发生，推测是由于严重的心律失常所致。在儿童患者中，疾病常进行性加重，诊断后2年的生存率仅有50%。即使患者心力衰竭症状并不严重，也会发生心律失常、卒中甚至猝死。

老年性心肌病一般病程漫长，可以相对平稳多年。单纯因老年性心肌病造成心力衰竭并不多见，可反复发作慢性心功能不全数年或更长时间。一旦出现严重心力衰竭则预后不良。

药物治疗

治疗目标

心脏形态结构及功能能够恢复正常，心功能恢复至二级甚至无任何后遗症。

常用药物

治疗心肌病的常用药物见表 9。

表 9 治疗心肌病的常用药物

常用药物	适应证	禁忌证	服用时间	不良反应	储存条件
地高辛	①老年心肌病患者心力衰竭伴快速心房颤动；②低输出量型充血性心力衰竭；③心房扑动、④阵发性室上性心动过速	①对任何强心苷制剂中毒者；②室性心动过速、心室颤动患者；③梗阻性肥厚型心肌病患者；④预激综合征伴心房颤动或扑动者	早晨	①心脏反应：是强心苷最严重、最危险的不良反应，包括快速型心律失常、房室传导阻滞、窦性心动过缓；②胃肠道反应：是最常见的早期中毒症状，主要表现为厌食、恶心、呕吐及腹胀等；③中枢神经系统反应：主要表现有眩晕、头痛、失眠、疲倦和谵妄等症状及视物障碍	密封保存
普萘洛尔（心得安）	肥厚型心肌病、心律失常、心绞痛、高血压等	①支气管哮喘及过敏性鼻炎；②心源性休克；③重度房室传导阻滞；④重度心力衰竭；⑤窦性心动过缓	饭前或睡前	有乏力、嗜睡、头晕、失眠、恶心、腹胀、皮疹、晕厥、低血压、心动过缓等反应	密闭保存
倍他乐克（酒石酸美托洛尔片）	用于治疗肥厚型心肌病、高血压、心绞痛、心肌梗死、心律失常等。近年来尚用于心力衰竭的治疗	怀疑患有急性心肌梗死患者禁用、孕妇慎用	餐后	少数有上腹部不适、倦怠、失眠。长期使用偶见非特异性皮肤反应和肢端发冷。过量可致低血压和心动过缓	遮光、密封保存

（续表）

常用药物	适应证	禁忌证	服用时间	不良反应	储存条件
卡维地洛	有症状的心力衰竭，也可用于 ACEI 不耐受和使用或不使用洋地黄类药物、肼屈嗪或硝酸酯类药物治疗的心功能不全者	慢性梗阻性肺疾病患者、糖尿病患者、肝功能低下者、妊娠及哺乳期妇女禁用	餐时	偶见轻度头晕、头痛、乏力，特别是在治疗早期；罕见抑郁、睡眠紊乱、感觉异常	遮光、密封保存
地尔硫䓬	肥厚型心肌病、室上性快速型心律失常、心绞痛	①病态窦房综合征未安装起搏器者；②Ⅱ或Ⅲ度房室传导阻滞未安装起搏器者；③收缩压低于12千帕（90毫米汞柱）；④对本品过敏者；⑤急性心肌梗死或肺充血者	饭后	水肿、头痛、恶心、眩晕、皮疹、无力较常见	密封，在干燥处保存
硝酸异山梨酯	用于缓解急性心绞痛发作。预防及治疗心绞痛、慢性肺心病及慢性充血性心力衰竭的辅助治疗	严重低血压、急性循环衰竭、有低充盈压的急性心肌梗死、孕妇禁用	睡前，伴	治疗初期常有头痛，加大剂量时可有眩晕和乏力，还可能有伴反射性心率增快的血压降低。偶见恶心、呕吐，皮肤潮红和皮肤过敏反应	遮光、密封保存
呋塞米	适用于充血性心力衰竭等	孕妇忌用，哺乳期妇女慎用。老人及肝肾功能不全患者慎用	饭后	过敏反应较少见。常见与水、电解质紊乱有关，尤其是大剂量或长期应用时，如直立性低血压、休克、低钾血症等，以及与此有关的口渴、乏力、肌肉酸痛、心律失常等	遮光、密封，置干燥处

🍎 联合用药注意事项

地高辛属洋地黄类药物，禁止与钙注射剂合用，因钙剂与地高辛对心肌有协同作用，若将此二药合用，可使患者体内的血钙水平升高。而患者体内过高的血钙水平可增加洋地黄类药物的毒性反应。另外，使用地高辛的心脏病患者如患感冒鼻塞，不能用盐酸麻黄素滴鼻液滴鼻，因为其有兴奋心脏的作用，且鼻黏膜对其吸收较快，会使心脏的收缩力增加，从而增强地高辛的毒性作用，引起心律失常，因此使用期间需注意。

🍎 特殊人群用药指导

1. 儿童用药指导　对急型小儿心肌病的治疗，应早期静脉注射大量维生素 C，同时积极处理其他疾患。对慢型者主要是控制心力衰竭和心律失常，防治诱发因素。可应用地高辛、倍他乐克、二硝酸异山梨醇酯、呋塞米等及时扩容纠正酸中毒等，但在洋地黄类药应用时应注意在小儿心肌病急性期，心肌对洋地黄敏感，易出现毒性反应，应避免快饱和，用药剂量也应适当减少。用药剂量需按照儿童年龄而定。病毒性的小儿心肌炎患者病情发作 10 天内，尽可能不用激素。儿童心肌病患者应注意生活管理，防治感染、密切观察随访。

2. 老年人用药指导　老年心肌病患者可用地高辛、美托洛尔、普萘洛尔、呋塞米、硝酸异山梨醇酯等。老年人易有低氧血症，心肌病变时对洋地黄的敏感性增高，加之老年人多有肾功能减退，故应小剂量应用，应监测血药浓度，严密观察，以免发生洋地黄中毒。

3. 孕妇用药指导　　孕妇用药要非常小心，因为有些药物会通过胎盘影响胎儿发育，医生可以根据患者的具体情况用一些缓解的药物，包括呋塞米、地高辛等。但是要注意血管紧张素转化酶抑制剂类药物如卡托普利片绝对禁用，其对胎儿有致畸作用。美托洛尔对于心功能不好的患者慎用，因为对于心功能Ⅳ级的患者，β受体阻滞剂会加重心力衰竭。应在患者心功能有所恢复后在强心利尿的基础上小剂量逐渐调整使用。主要是在产前改善患者的血容量，减少对胎儿的影响，同时利尿也要特别注意。地高辛属于洋地黄类药物，容易引起中毒反应，故在用药期间需监测血药浓度和心跳。另外，孕妇禁用抗凝血药。

🍠 用药案例解析

案·例·1

　　简要病史：患者，男性，66岁，入院后诊断为限制性心肌病，予以呋塞米 20 毫克、静脉滴注、一日两次、螺内酯 20 毫克、口服、一日一次，氯化钾缓释片 0.5 克、口服、一日三次。纠正电解质，以及常规用药。患者以右心衰竭症状为主，双下肢重度水肿。改用托拉塞米静脉推注八天，水肿症状未缓解。

　　解析：该患者本次入院以右心衰竭症状为主，入院后查有低钠、低钾血症，利尿效果差。因此加强利尿改善右心功能，纠正血钠、血钾水平是该患者本次入院较为棘手的药物治疗问题。临床上证明托伐普坦对低钠血症患者有明显疗效。因此建议给予托伐普坦口服治疗。

案·例·2

　　简要病史：患者，女性，52 岁，因胸闷、心悸明显入院，入院诊断为多发性心肌炎及扩张型心肌病，治疗用药有阿司匹林、苯妥英钠、呋塞米等，近两个月，患者还有全身的肌肉疼痛症状，说明多发性心肌炎还在活动。

　　解析：多发性心肌炎可以使心肌受累，可以造成心力衰竭和心脏不同程度的扩大。所以说，这个患者应首先考虑到继发性心肌病变的可能，即继发于多发性心肌炎。因此，心肌病患者在治疗上也要首先控制原发病。

案·例·3

　　简要病史：患者，女性，81 岁，5 年前因劳力性呼吸困难加重，入院诊断为肥厚型心肌病，临床上给予阿司匹林等药物，病情有所好转，两个月后又出现心前区疼痛，活动后明显。后又入院诊断为肥厚性梗阻型心肌病，心功能不全，给予美托洛尔片、胺碘酮口服，丹参多酚酸盐、心肌营养剂等静脉注射，急诊留观 4 天好转出院。

　　解析：肥厚性心肌病如非梗阻型且不伴有心功能不全时一般不需特殊药物治疗，如为梗阻型，治疗重点是解除梗阻、抗心律失常，可选用美托洛尔等药物，注意休息，不可太过劳累。

（1）心肌病患者用药期间，应谨遵医嘱定期门诊随访，若使用药物出现中毒现象需及时就医。

（2）心肌病患者一旦发生心力衰竭应尽量卧床休息，以减少心肌耗氧量，给予充足的营养。

用 药 常 见 问 题 解 析

Q1 肥厚型心肌病，只能靠药物治疗吗？

答： 肥厚型心肌病可以进行手术，切除梗阻的部分。主要还是药物控制，可以口服美托洛尔。如果没什么效果，建议到医院在医生的指导下调整用药。可另加用血管紧张素转换酶抑制剂，必要时使用利尿药。

Q2 心肌病患者感冒后可以服用哪些药？

答： 感冒可能会引起心脏负担加重，所以要及时合理地治疗，可以服用一般的感冒药，中成药及中药类感冒药大多不含伪麻黄碱，如维 C 银翘片、双黄连口服液、板蓝根冲剂、清开灵口服液等。患者在购买感冒药时，一定要注意看清成分，最好在医生的建议下服用。

Q3 患有心肌病的孕妇可以服用美托洛尔片吗？

答： 美托洛尔片属于 β 受体阻滞剂，妊娠期的患者使用 β 受体阻滞剂可引起胎儿各种问题。包括胎儿发育迟缓。β

受体阻滞剂对胎儿和新生儿可产生不利影响，尤其是心动过缓，因此在妊娠或分娩期间不宜使用。

Q4 小儿心肌病患者可以服用哪些营养心肌的药物？

答： 营养心肌的药物包括以下几种：1,6-二磷酸果糖有益于改善心肌能量代谢，促进受损细胞修复，疗程10~14天，有静脉注射、有口服，视情况而定。另外还有大剂量维生素 C、辅酶 Q_{10}（泛醌）、辅酶 A、维生素 E、复合维生素 B、ATP、肌苷、环磷腺苷酸等。中药或中成药有生脉饮、黄芪口服液等。患有心肌病的儿童在急性期或是重症患儿应卧床休息，减轻心脏负担及减少心肌耗氧量。

桑　舟　王　灿

疾病六　心源性休克

疾 病 概 述

概述

　　心源性休克(cardiogenic shock)是指由于心脏功能极度减退，导致心输出量显著减少并引起严重的急性周围循环衰竭的一种综合征。其病因以急性心肌梗死最多见，严重心肌炎、心肌病、心包填塞、严重心律失常或慢性心力衰竭终末期等均可导致本症。本病死亡率极高，国内报道为 70%～100%，及时、有效的综合抢救可望增加患者生存的机会。该病是心力衰竭的极期表现，由于心脏排血功能衰竭，不能维持其最低限度的心输出量导致血压下降，重要脏器和组织供血严重不足，引起全身性微循环功能障碍，从而出现一系列以缺血、缺氧、代谢障碍及重要脏器损害为特征的病理生理过程。

发病原因

　　心源性休克的病因大致可分为以下 5 类：

　　1. 心肌收缩力极度降低　　包括大面积心肌梗死、急性暴发性心肌炎（如病毒性、白喉性及少数风湿性心肌炎等）、原发性及继发性心肌病（前者包括扩张型、限制型及肥厚型心肌病晚期；后者包括各种感染、甲状腺毒症、甲状腺功能减退）。家族性贮积疾病及浸润（如血色病、糖原贮积病、黏多糖体病、淀粉样变、结缔组织病）、家族遗传性疾病（如肌营养不良、遗传性共济失调）、药物性和毒性、过敏性反应（如放射、阿霉素、乙醇、奎尼丁、锑剂、依米丁等所致心肌损害）、心肌抑制因素（如严重缺氧、酸中毒、药物、感染毒素）、药物（如钙通道阻滞药、β受体阻滞剂等）、心瓣膜病晚期、严重心律失常（如心室扑动或颤动），以及各种心脏病的终末期表现。

2. 心室射血障碍　　包括大块或多发性大面积肺梗死（其栓子来源包括来自体静脉或右心腔的血栓、羊水栓塞、脂肪栓、气栓、癌栓和右心心内膜炎赘生物或肿瘤脱落等）、乳头肌或腱索断裂、瓣膜穿孔所致严重的心瓣膜关闭不全、严重的主动脉口或肺动脉口狭窄（包括瓣上、瓣膜部或瓣下狭窄）。

3. 心室充盈障碍　　包括急性心包压塞（急性暴发性渗出性心包炎、心包积血、主动脉窦瘤或主动脉夹层血肿破入心包腔等）、严重二尖瓣狭窄、严重三尖瓣狭窄、心房肿瘤（常见的如黏液瘤）或球形血栓嵌顿在房室口、心室内占位性病变、限制型心肌病等。

4. 混合型　　即同一患者可同时存在两种或两种以上的原因，如急性心肌梗死并发室间隔穿孔或乳头肌断裂，其心源性休克的原因既有心肌收缩力下降因素，又有心室间隔孔或乳头肌断裂所致的血流动力学紊乱。再如风湿性严重二尖瓣狭窄并主动脉瓣关闭不全患者风湿活动时引起的休克，既有风湿性心肌炎所致心肌收缩力下降因素，又有心室射血障碍和充盈障碍所致血流动力学紊乱。

5. 心脏直视手术后低排综合征　多数患者是由手术后心脏不能适应前负荷增加所致，主要原因包括心功能差、手术造成对心肌的损伤、心内膜下出血，或术前已有心肌变性、坏死，心脏手术纠正不完善，心律失常，手术造成的某些解剖学改变，如人造球形主动脉瓣置换术后引起左室流出道梗阻，以及低血容量等导致心排血量锐减而休克。

🍀 临床表现

1. 临床分期　根据心源性休克发生发展过程，大致可分为早、中、晚三期。

（1）休克早期：由于机体处于应激状态，儿茶酚胺大量分泌入血，交感神经兴奋性增高，患者常表现为烦躁不安、恐惧和精神紧张，但神志清醒、面色或皮肤稍苍白或轻度发绀、肢端湿冷、大汗、心率增快，可有恶心、呕吐，血压正常甚至可轻度增高或稍低，但脉压变小、尿量稍减。

（2）休克中期：休克早期若不能及时纠正，则休克症状进一步加重，患者表情淡漠，反应迟钝，意识模糊，全身软弱无力，脉搏细速无力或不能扪及，心率常超过 120 次/分，收缩压<80 毫米汞柱（10.64 千帕），甚至测不出脉压 [<20 毫米汞柱（2.67 千帕）]，面色苍白发绀，皮肤湿冷发绀或出现大理石样改变，尿量更少（<17 毫升/小时）或无尿。

（3）休克晚期：可出现弥散性血管内凝血（DIC）和多器官功能衰竭的症状。前者可引起皮肤黏膜和内脏广泛出血；后者可表现为急性肾、肝和脑等重要脏器功能障碍或衰竭的相应症状。如急性肾功能衰竭可表现为少尿或尿闭，血中尿素氮肌酐进行性增高，产生尿毒症代谢性酸中毒等症状；尿比重固定，可出现蛋白尿和管型尿等。肺功能衰竭可表现为进行性呼吸困难和发绀，吸氧不能缓解症状，呼吸浅速而规则，双肺底可闻及细啰音和呼吸音降低，产生急性呼吸窘迫综合征的征象。脑功能障碍和衰竭可引起昏迷、抽搐、肢体瘫痪、病理性神经反射、瞳孔大小不等、脑水肿和呼吸抑制等征象。肝功能衰竭可引起黄疸、肝功能损害和出血倾向，甚至出现昏迷。

2. 休克程度划分　　按休克严重程度大致可分为轻、中、重和极重度休克。

（1）轻度休克：患者神志尚清但烦躁不安、面色苍白、口干、出汗、心率>100 次/分、脉速有力、四肢尚温暖，但肢体稍发绀、发凉，收缩压≥80 毫米汞柱（10.64 千帕）、尿量略减、脉压<30 毫米汞柱（4.00 千帕）。

（2）中度休克：面色苍白、表情淡漠、四肢发冷、肢端发绀、收缩压在 60～80 毫米汞柱（8～10.64 千帕）、脉压<20 毫米汞柱（2.67 千帕）、尿量明显减少（<17 毫升/小时）。

（3）重度休克：神志欠清、意识模糊、反应迟钝、面色苍白发绀、四肢厥冷、发绀、皮肤出现大理石样改变、心率>120 次/分、心音低钝、脉细弱无力或稍加压后即消失、收缩压降至 40～60 毫米汞柱（5.32～8.00 千帕）、尿量明显减少或尿闭。

（4）极重度休克：神志不清、昏迷、呼吸浅而不规则、口唇皮肤发绀、四肢厥冷、脉搏极弱或扪不到、心音低钝或呈单音心律、收缩压<40 毫米汞柱（5.32 千帕）、无尿，可有广泛皮肤黏膜及内脏出血，出现多器官衰竭征象。

3. 其他临床表现　　由于心源性休克病因不同，除上述休克的临床表现外，还有其他临床表现。以急性心肌梗死为例，本病多发生于中老年人，常有心前区剧痛，可持续数小时，伴恶心、呕吐、大汗、严重心律失常和心功能不全，甚至因脑急性供血不足可产生脑卒中征象。体征包括心浊音界轻至中度扩大，第一心音低钝，可有第三或第四心音奔马律；若并发乳头肌功能不全或腱索断裂，在心尖区可出现粗糙的收缩期反流性杂音；并发室间隔穿孔者在胸骨左缘第3、4肋间出现响亮的收缩期杂音，双肺底可闻及湿啰音。

治疗选择

1. 一般治疗　　急性心肌梗死合并心源性休克的诊断一旦确立，其基本治疗原则如下。

（1）绝对卧床休息：立即吸氧，有效止痛，尽快建立静脉给药通道，尽可能迅速地进行心电监护和建立必要的血流动力学监测，留置尿管以观察尿量，积极对症治疗和加强支持治疗。

（2）扩充血容量：如有低血容量状态，先扩充血容量。若合并代谢性酸中毒，应及时给予5%碳酸氢钠，纠正水、电解质紊乱。根据心功能状态和血流动力学监测资料，估计输液量和输液速度。一般情况下，每天补液总量宜控制在1500～2000毫升。

（3）使用血管活性药物：补足血容量后，若休克仍未解除，应考虑使用血管活性药物。常用药物包括多巴胺、多巴酚丁胺、间羟胺、去甲肾上腺素、硝酸甘油和硝普钠等。

（4）尽量缩小心肌梗死范围：挽救濒死和严重缺血的心肌，这些措施包括静脉和（或）冠状动脉内溶血栓治疗，施行紧急经皮冠状动脉腔内成形术（PTCA）和冠状动脉搭桥术。

（5）积极治疗并发症：如心律失常和防治脑、肺、肝等重要脏器功能衰竭，防治继发感染。

（6）其他：药物治疗同时或治疗无效情况下，有条件单位可采用机械性辅助循环，如主动脉内气囊反搏术、左室辅助泵或双室辅助泵，甚至施行全人工心脏及心脏移植手术等。

治疗方法如下：

（1）止痛：应用止痛剂时必须密切观察病情，止痛后患者血压可能回升，但必须警惕这些药物可能引起的副作用，包括低血压、恶心、呕吐、呼吸抑制、缺氧和二氧化碳张力增高及心动过缓等。在应用止痛剂的同时，可酌情应用镇静药如地西泮、苯巴比妥等，既可加强止痛剂的疗效，又能减轻患者的紧张和心理负担。

（2）供氧：急性心肌梗死患者均应常规吸氧和保持呼吸道通畅，以纠正低氧血症，维持正常或接近正常的氧分压，有利于缩小梗死范围，改善心肌功能。

（3）扩容疗法（补充血容量）：休克患者均有血容量不足（包括绝对或相对不足），约20%急性心肌梗死患者由于呕吐、出汗、发热、使用利尿药和进食少等原因，可导致血容量绝对不足。应首先建立静脉输液通道，迅速补充有效血容量，以保证心排血量，这是纠正休克的关键措施之一。

2. 血管活性药物和正性肌力药物

（1）血管活性药物：主要指血管扩张药和血管收缩药两大类：一类使血管扩张，另一类使血管收缩，两者作用截然不同，但均广泛用于治疗休克。

（2）正性肌力药物：急性心肌梗死所致泵衰竭以应用吗啡或哌替啶和利尿药为主，亦可选用血管扩张药以减轻心脏前、后负荷。若经上述治疗后，泵衰竭仍难以控制，可考虑应用非洋地黄类正性肌力药物。但也有人认为若有心脏扩大而其他药物治疗无效时，也可酌情应用快作用洋地黄制剂。

3. 药物治疗休克的若干进展　　近年来，新型抗休克药物不断问世，加上对休克认识的深入，对某些药物的抗休克作用有了新的认识。

（1）纳洛酮：多神经肽在介导多种休克状态的心血管反应中起作用。休克时血中 β-内啡肽水平增高，它通过中枢的阿片受体抑制心血管功能，使血压下降；而纳洛酮属于阿片受体阻滞药，故可逆转休克状态。

（2）1,6-二磷酸果糖：系葡萄糖代谢过程中的重要中间产物，具有促进细胞内高能基团的重建作用，可用于心源性休克的辅助治疗。

（3）ACEI：可拮抗血管紧张素Ⅱ的上述作用。常用制剂包括卡托普利、依那普利等。

4. 机械性辅助循环　　目前国内应用较广的是主动脉内气囊反搏术（IABP），其作用原理是将附有可充气的气囊导管插至胸主动脉，用患者心电图的 QRS 波触发反搏，使气囊在收缩期排气，以降低主动脉的收缩压和心脏的后负荷；舒张期气囊充气使主动脉舒张压明显升高，增加冠状动脉舒张期灌注，提高心肌供氧和促进侧支循环建立，以减少心肌坏死面积和改善心功能。若内科治疗无效后或休克已相当严重时，再施行主动脉内气囊反搏，往往已失去抢救时机。目前主动脉内气囊反搏术已成为紧急 PTCA 和冠状动脉搭桥术（CABG）的术前、术中和术后维持循环的重要措施之一。

5. 病因治疗　　是心源性休克能否逆转的关键措施，如急性心肌梗死施行 PTCA 和 CABG，这些新措施为心肌梗死治疗开创了新纪元。

6. 防治并发症和重要脏器功能衰竭　　尽早防治并发症和重要脏器功能衰竭也是治疗心源性休克的重要措施之一。合并水、电解质和酸碱平衡失调，均应做相应处理。若继发感染，临床上以呼吸道感染和泌尿道感染最常见，应根据细菌药物敏感试验选择合适抗生素予以治疗。

预后

心源性休克住院病死率大多在 80%以上。近年来开展各种早期冠状动脉再灌注和维持血压的措施使病死率有所下降，但心源性休克仍是目前急性心肌梗死患者住院死亡的主要原因。近年来在急性心肌梗死的治疗中，由于及时发现致命性心律失常并给予有效的治疗，死于心律失常者大大减少，心力衰竭已成为最主要的死亡原因。

药 物 治 疗

治疗目标

尽早防治并发症和重要脏器功能衰竭。

常用药物

治疗心源性休克的常用药物见表 10。

表 10　治疗心源性休克的常用药物

常用药物	适应证	禁忌证	服用时间	不良反应	储存条件
多巴胺	适用于心肌梗死、创伤、内毒素致血症、心脏手术、肾功能衰竭、无血性心力衰竭等引起的休克综合征	嗜铬细胞瘤患者不宜使用	必要时	常见的有胸痛、呼吸困难、心律失常（尤其用大剂量）、心搏快而有力、全身软弱无力感；心跳缓慢、头痛、恶心呕吐者少见。长期应用大剂量，或小剂量用于外周血管病患者出现的反应有手足疼痛或手足发冷；外周血管长时期吸收缩，可能导致局部坏死或坏死组	遮光、密封保存
多巴酚丁胺	用于器质性心脏病时心肌收缩力下降引起的心力衰竭，包括心脏直视手术后所致的低排血量综合征，作为短期支持治疗	尚不明确	必要时	可有心悸、恶心、头痛、胸痛、气短等。如出现收缩压增加［多数增高 1.33～2.67 千帕（10～20 毫米汞柱）、少数升高 6.67 千帕（50 毫米汞柱）或更多］、心率增快（多数在原来基础上每分钟增加 5～10 次、少数可增加 30 以上）者，与剂量有关，应减量或暂停用药	密封，在干燥处保存
去甲肾上腺素	急性心肌梗死、休外循环等引起的低血压；对血容量不足所致的低休克，低血压或嗜铬细胞瘤切除术后的低血压。本品作为急数时补充血容量的辅助治疗，以使血压回升，暂时维持脑与冠状动脉灌注，直到补充血容量治疗发生作用；也可	禁止与含氯素的麻醉剂和其他儿茶酚胺类药合并使用，可卡因中毒及心动过速患者禁用	必要时	①药液外漏可引起局部组织坏死；②本品强烈的血管收缩可以使重要器官血流减少，肾血流锐减后尿量减少、组织供血不足导致缺氧和酸中毒；持久使用时，可使回心血流量减少、外周血管阻力升高，心排血量减少，后果严重；③应重视的反应包括静脉注射时沿静脉径路皮肤发白，注射局部皮肤	密闭、遮光保存

（续表）

常用药物	适应证	禁忌证	服用时间	不良反应	储存条件
去甲肾上腺素	用于椎管内阻滞时的低血压及心搏骤停复苏后血压维持			哌喷，皮肤发冷、发红，严重眩晕，上述反应虽属少见，但后果严重；④个别患者因过敏而有皮疹、面部水肿；⑤在缺氧、电解质平衡失调、器质性心脏病患者中或过量时，可出现心律失常；血压升高后可出现反射性心率减慢；⑥以下反应如持续出现应注意：焦虑不安，眩晕，头痛，皮肤苍白，心悸，失眠等；⑦过量时可出现严重头痛及高血压，心率缓慢，呕吐，抽搐	
肾上腺素	主要适用于因支气管痉挛所致严重呼吸困难，可迅速缓解药物等引起的过敏性休克，亦可用于延长浸润麻醉用药的作用时间。各种原因引起的心搏骤停进行心肺复苏时的主要抢救用药	①下列情况慎用：器质性脑病、心血管病、青光眼、帕金森病、噻嗪类引起的循环虚脱及低血压，精神神经疾病；②用量过大或皮下注射时误入血管后，可引起血压突然上升而导致脑溢血；③每次局麻使用剂量不可超过300微克，否则可引起心悸、头痛、血压升高等；④与其他拟交感药有交叉过敏反应；⑤可透过胎盘；⑥抗过敏休克时，须补充血容量	必要时	①心悸，头痛，血压升高，震颤，无力，眩晕，呕吐，四肢发凉；②有时可有心律失常，严重者可由于心室颤动而致死；③用药局部可有水肿、充血、炎症	密封，干燥处保存

（续表）

常用药物	适应证	禁忌证	服用时间	不良反应	储存条件
米力农	适用于对洋地黄、利尿剂、血管扩张剂治疗无效或效果欠佳的各种原因引起的急、慢性顽固性充血性心力衰竭	低血压、心动过速、心肌梗死慎用；肾功能不全者宜减量	必要时	较氨力农少见。少数有头痛、室性心律失常、无力、血小板计数减少等。过量时可有低血压、心动过速。长期口服因副作用大，可导致远期死亡率升高，已不再应用	遮光、密封保存
左西孟旦	本品适用于传统治疗（利尿剂、血管紧张素转换酶抑制剂和洋地黄类）疗效不佳，并且需要增加心肌收缩力的急性失代偿心力衰竭（ADHF）的短期治疗	①对左西孟旦或其他任何辅料过敏的患者；②显著影响心室充盈和（或）射血功能的机械性阻塞性疾病；③严重的肝、肾（肌酐清除率<30 毫升/分）功能损伤的患者；④严重低血压和心动过速患者；⑤有尖端扭转型室性心动过速（TdP）病史的患者	必要时	临床中最常见的不良反应是头痛、低血压和室性心动过速，常见的不良反应有低钾血症、失眠、头晕、心肌缺血、期前收缩、恶心、便秘、腹泻、呕吐、血红蛋白减少	密闭、保存

🍂 联合用药注意事项

升压胺类药物中一般选取多巴胺和间羟胺联用,从 3～5 微克/(千克·分)开始逐渐增剂量。用升压胺后,要求调节滴注速度能将收缩压维持在 12～13.3 千帕(90～100 毫米汞柱)。如用一种升压胺不能维持这个血压水平,可两种或三种联用。但用量也不宜过大,若血压升高过多,反而会增加心肌的负担和减少组织的血流灌注。

🍂 特殊人群用药指导

1. 儿童用药指导 多巴胺、多巴酚丁胺及米力农的儿童用药安全性及功效仍未确定,不推荐使用,肾上腺素应用于儿童时,权衡利弊后慎用;去甲肾上腺素可应用于儿童患者,但在应用时应选粗大静脉注射并需更换注射部位,在应用中至今未发现特殊问题;左西孟旦不能用于儿童或 18 岁以下青少年。

2. 老年人用药指导 老年人长期或大量使用去甲肾上腺素时,可使心排血量降低;老年人对拟交感神经药敏感,必须应用肾上腺素时宜慎重;老年患者使用左西孟旦时,无须调整剂量;多巴胺、多巴酚丁胺和米力农无相关研究说明。

3. 孕妇用药指导 多巴胺、多巴酚丁胺、米力农未曾用于孕妇,妊娠期用药之安全性尚有待研究决定;去甲肾上腺素、肾上腺素孕妇应权衡利弊慎用;没有左西孟旦用于孕妇的经验。由于动物试验表明左西孟旦对胎儿形成期有毒性,因此孕妇使用时应权衡利弊后再使用;目前尚不知左西孟旦是否在母乳中有排泄,因此哺乳期妇女在输注左西孟旦后 14 天内不可进行哺乳。

🌿 用药案例解析

案·例·1

简要病史：患者，女性，69岁，因突发胸痛、胸闷1天入院，血压快速下降，入院后完善相关检查后诊断为"急性前臂心肌梗死、心源性休克"，遂进行冠状动脉造影同时给予多巴胺维持血压，提示右冠状动脉完全闭塞，左主干可见严重狭窄病变，告知家属并取得同意后行血脂抽吸术，监测心率，手术顺利，继续给予维持血压、抗凝等对症支持治疗，患者病情稳定后出院。

解析：患者入院时出现血压快速下降等心源性休克表现，医嘱立即给予多巴胺泵入升压补液治疗抗休克。多巴胺能够直接激活 α 受体和 β_1 受体，以及外周的多巴胺受体，滴注大剂量时，由于 α 受体兴奋占优势，导致周围血管阻力增加，肾血管收缩，肾血流量及尿量反而减少，由于心排血量及周围血管阻力增加，致使收缩压及舒张压均增高。

案·例·2

简要病史：患者，女性，39岁，突发晕厥入院，入院时患者精神淡漠、呼吸急促、全身皮肤湿冷，血压测不出，血氧饱和度测不出，口唇发绀，颈动脉、肱动脉等大动脉搏动微弱，心脏彩超提示右心室壁局部运动幅度下降、右心室和右心房扩大，既往因功能性出血服用避孕药3月余，初步诊断为"心源性休克、急性肺栓塞"。患者入院后立即给予抗凝治疗，待肺栓塞病情平稳后给予多巴胺及血管活性药物纠正休克、吸氧和补液等对症支持治疗，后患者病情趋于平稳，复查后给予出院。

　　解析：心源性休克多数情况下是由心脏疾病引发，该患者是由肺栓塞引起的心源性休克，去除病因是治疗心源性休克的关键因素。血栓可通过介入或手术方法去除，多巴胺在肺栓塞没有得到有效控制前，建议慎用，同时在使用多巴胺前应积极纠正低血容量，在休克得到有效纠正后减慢多巴胺滴速，由于突然停药可产生严重低血压，故多巴胺停用时应逐渐递减。

用 药 常 见 问 题 解 析

Q1 心源性休克如何使用肾上腺素？

答：肾上腺皮质激素在急性心肌梗死并发心源性休克治疗中的应用还存在争议。其潜在有益的作用主要是与细胞膜的作用有关，大剂量的肾上腺皮质激素有增加心排血量和降低周围血管阻力、增加冠状动脉血流量的作用。如要使用，宜早期大剂量短疗程应用，即休克 4～6 小时内开始，地塞米松 10～20 毫克或氢化可的松 100～200 毫克静脉推注或静脉滴注，必要时每 4～6 小时重复 1 次，共用药 1～3 天，病情改善后迅速停药。

Q2 左西孟旦用于心源性休克的作用机制是什么？

答：左西孟旦与肌钙蛋白 C 结合，增加肌钙蛋白与钙离子复合物的构象稳定性；促进横桥与细肌丝的结合，增强心肌收缩力。左西孟旦通过介导 ATP 敏感的钾通道而发挥血管舒张作用和轻度抑制磷酸二酯酶的效应。扩张心外膜冠状动脉的同时也扩张肌内阻力血管,增加冠状动脉血流量,降低冠状动脉循环阻力。高浓度时,左西孟旦可发挥轻度抑制磷酸二酯酶的作用。

Q3 肾上腺皮质激素为什么能用于心源性休克的抢救?

答: 首先,肾上腺皮质激素可减少梗死周围非特异性炎症反应,大量皮质激素可扩张外周血管,消除容量血管的扩张,改善微循环,改善心脏功能而发挥抗休克作用。其次,皮质激素具有稳定溶酶体膜的作用和拮抗激肽的作用,抑制由于溶酶体的破裂使蛋白溶解酶释放产生自身溶解,还可以阻止激肽系统释放心肌抑制因子,防止机体本身转变到难治性休克。肾上腺皮质激素尚可降低梗死区周围毛细血管通透性,改善心肌的应激性。在代谢方面肾上腺皮质激素可促使乳酸改变其径路,转变为糖原,使其浓度下降,改善酸中毒。故已应用于心肌梗死并发心源性休克的治疗。但其应用一般不宜超过 3 天,可采用氢化可的松或地塞米松静脉注射治疗。

Q4 治疗心源性休克常用的血管扩张药有哪些? 如何应用?

答: 常用血管扩张剂为硝普钠、酚妥拉明、硝酸甘油等。硝普钠:兼有扩张小动脉和静脉的作用,作用强,维持时间短。用法:避光静脉注射,开始剂量 8～16 微克/分,以后每 5～10 分钟增加 5～10 微克,通常用量 40～160 微克/分;酚妥拉明:为 α 肾上腺素能抑制剂,能直接松弛血管平滑肌,对小动脉和静脉均有扩张作用，但对小动脉的扩张更强。开始以 0.1 毫克/分，每 10～15 分钟加 0.1 毫克/分。必要时增至 1～2 毫克/分；硝酸甘油：主要作用于静脉系统。由 10 微克/分开始静脉滴注，以后每 5～10 分钟增加 5～10 微克，最大可用至 200 微克/分。应用血管扩张剂时，应根据血流动力学变化调整剂量。

Q5 治疗心源性休克能否应用强心剂如地高辛、毛花苷 C、毒毛旋花子苷 K 等，为什么？

答： 洋地黄能使心肌耗氧量增加，对心源性休克无明显疗效，现已不主张使用。心肌梗死早期出现的泵衰竭主要是因为心肌缺血、水肿所致顺应性下降，而左室舒张末期容量并不增大，洋地黄难以发挥正性肌力作用。急性心肌梗死并发心源性休克时梗死面积往往超过 40%，多属于严重的肌性衰竭，洋地黄疗效不佳。氨力农和米力农是新的非交感胺类正性肌力药物，通过抑制心肌细胞磷酸二酯酶活性起到正性肌力作用，具有增强心肌收缩力和直接扩张血管的作用，同时并不增加心肌氧耗，对于急性心肌梗死并发心源性休克的患者，可在医生指导下尝试使用。

许　健

疾病七　心脏瓣膜病

概述

　　心脏瓣膜病（valvular heart disease）是指心脏瓣膜存在结构和（或）功能异常，是一组重要的心血管疾病。一般由炎症、黏液样变性、退行性改变、先天性畸形、缺血性坏死、创伤等原因引起。瓣膜开放使血流向前流动，瓣膜关闭则可防止血液反流。瓣膜狭窄，使心腔压力负荷增加；瓣膜关闭不全，使心腔容量负荷增加。由于瓣膜受损导致血流动力学改变，从而导致心房或心室结构改变及功能失常，最终出现心力衰竭、心律失常等临床表现。病变最常累及二尖瓣，其次为主动脉瓣，三尖瓣和肺动脉瓣很少累及，病变可累及一个瓣膜，也可累及两个以上瓣膜。病变性质可为单纯狭窄，单纯关闭不全，或狭窄伴关闭不全。

　　风湿炎症导致的瓣膜损害称为风湿性心脏病，简称风心病。随着生活及医疗条件的改善，风湿性心脏病的人群患病率正在降低，但我国瓣膜性心脏病仍以风湿性心脏病最为常见。另外，黏液样变性及老年瓣膜钙化退行性改变所致的心脏瓣膜病日益增多。不同病因易累及的瓣膜也不一样，风湿性心脏病患者中二尖瓣最常受累，其次为主动脉瓣；而老年退行性瓣膜病以主动脉瓣膜病变最为常见，其次是二尖瓣病变。

分类

心脏瓣膜病常见类型主要包括二尖瓣狭窄（mitral stenosis）、二尖瓣关闭不全（mitral incompetence）、主动脉瓣狭窄（aortic stenosis）、主动脉瓣关闭不全（aortic incompetence）和多瓣膜疾病等。

发病原因

1. 二尖瓣狭窄　主要诱因是风湿热，风湿热反复发作，或长期反复链球菌咽峡炎或扁桃体炎，引起瓣叶粘连融合而致瓣口狭窄。约 25%的风湿性心脏病患者为单纯二尖瓣狭窄，40%的患者为二尖瓣狭窄合并二尖瓣关闭不全。女性患者占所有风湿性二尖瓣狭窄的 2/3。风湿热引起二尖瓣狭窄主要在瓣膜交界处、瓣尖、腱索等处。特征为二尖瓣尖边缘融合和腱索的融合导致这些结构增厚、缩短，狭窄的二尖瓣呈典型的漏斗型，瓣口多呈"鱼口"状或钮孔状。

少见的情况二尖瓣狭窄是由瓣环钙化，老年人常见的瓣膜退行性病变；先天性发育异常；结缔组织病如系统性红斑狼疮，或恶性肿瘤如多发性骨髓瘤等所引起。

2. 二尖瓣关闭不全　以前认为二尖瓣关闭不全的原因主要为风湿热，随着心脏瓣膜病手术治疗的开展及尸检资料的累积，发现风湿性单纯性二尖瓣关闭不全占全部二尖瓣关闭不全的比例逐渐在减少。非风湿性单纯性二尖瓣关闭不全的病因，以腱索断裂最常见，其次是感染性心内膜炎、二尖瓣黏液样变性、缺血性心脏病等。

3. **主动脉瓣狭窄**　　导致主动脉瓣狭窄的病因主要有3种，即先天性病变、退行性变和炎症性病变。

单纯性主动脉瓣狭窄，多为先天性或退行性变，极少数为炎症性，且男性多见。单叶瓣畸形，可引起严重的先天性主动脉瓣狭窄，是导致婴儿死亡的重要原因之一，多数在儿童时期出现症状，青春期前即需矫治。

目前，与年龄相关的退行性主动脉瓣狭窄已成为成人最常见的主动脉瓣狭窄的原因。退行性病变过程包括增生性炎症、脂类聚集、血管紧张素转换酶激活、巨噬细胞和T淋巴细胞浸润，最后钙化。由于钙质沉积于瓣膜基底而使瓣尖活动受限，瓣叶活动受限，引起主动脉瓣口狭窄。

炎症性病变导致主动脉瓣狭窄的病因主要为风湿热，风湿性炎症导致瓣叶交界处融合，瓣叶纤维化、钙化、僵硬和挛缩畸形，引起主动脉瓣狭窄，此类型极少见，且常伴关闭不全和二尖瓣病变。

4. **主动脉瓣关闭不全**　　主要由主动脉瓣膜本身病变、主动脉根部疾病所致。根据发病情况又分为急性和慢性两种。

急性主动脉瓣关闭不全病因：①感染性心内膜炎；②胸部创伤致升主动脉根部、瓣叶支持结构和瓣叶破损或瓣叶脱垂；③主动脉夹层血肿使主动脉瓣环扩大，瓣叶或瓣环被夹层血肿撕裂；④人工瓣膜撕裂等。

主动脉瓣本身病变导致的慢性主动脉瓣关闭不全病因：①风心病，由瓣叶纤维化、增厚和缩短，舒张期瓣叶边缘不能完全关闭所致，常合并二尖瓣损害；②感染性心内膜炎，由炎症和（或）赘生物破坏瓣环、瓣叶，进而纤维化，瘢痕挛缩所致，可表现为急性、亚急性或慢性关闭不全；③先天性畸形；④主动脉瓣黏液样变性，致瓣叶在舒张期脱入左心室；⑤退行性主动脉瓣病变。

主动脉根部扩张导致的慢性主动脉瓣关闭不全病因：①梅毒性主动脉炎，由于炎症致主动脉根部扩张而致关闭不全；②马方综合征，为遗传性结缔组织病，通常累及骨、关节、眼、心脏和血管；羟脯氨酸代谢异常，合成减少，分解增加，主动脉中层纤维变性，强度降低，根部扩张，瓣环扩大，瓣叶变形而致主动脉瓣关闭不全；③其他，严重高血压和（或）动脉粥样硬化、特发性升主动脉扩张。

5. 多瓣膜病　　引起多瓣膜病的病因，多数为单一病因，少数为多种病因。

有的系一种疾病同时损害几个瓣膜：①最常见为风湿性心脏病，近一半患者有多瓣膜损害；②其次为老年退行性改变、黏液样变性，可同时累及二尖瓣和三尖瓣，两者可同时发生脱垂；③感染性心内膜炎也可累及多瓣膜。

有的系一个瓣膜病变致血流动力学异常引起邻近瓣膜相对性狭窄或关闭不全，如主动脉瓣膜关闭不全使左心室容量负荷过度而扩大，产生相对性二尖瓣关闭不全。

有的系不同疾病分别导致不同瓣膜损害，如先天性肺动脉瓣狭窄伴风湿性二尖瓣病变。

🍎 临床表现

1. 二尖瓣狭窄　　一般在二尖瓣中度狭窄（瓣口面积<1.5平方厘米）时始有明显症状。二尖瓣狭窄的主要症状是劳力性呼吸

困难，可伴有咳嗽和喘鸣。任何使心率增加的因素，如体力活动、肺部感染、发热、性活动、妊娠、心房纤颤伴有快速心室率或其他快速心律失常均可诱发该症状。随狭窄加重可出现夜间阵发性呼吸困难和静息时呼吸困难、端坐呼吸甚至发生急性肺水肿。此外，还有咯血、咳嗽、声嘶和血栓栓塞等症状。重度二尖瓣狭窄常有两颧绀红，称为二尖瓣面容。

2. 二尖瓣关闭不全　　慢性二尖瓣关闭不全常见，临床表现轻重取决于二尖瓣反流的严重程度及关闭不全的进展速度、左心房和肺静脉压的高低、肺动脉压力水平及是否合并有其他瓣膜损害和冠状动脉疾病。轻度者可终生无症状，重度者以软弱无力等全身动脉系统缺血为突出表现。肺淤血所致的呼吸困难出现较晚。上述症状可因原发病因不同而不同：①风心病者无症状期长，可达 20 年或更长。一旦出现明显症状，多已有不可逆的心功能损害。咯血及急性肺水肿较二尖瓣狭窄少见。②二尖瓣脱垂者多无症状，严重者在晚期可有左心衰竭。

急性二尖瓣关闭不全轻者可仅有轻微劳力性呼吸困难。病变重者如乳头肌坏死、腱索断裂常出现急性左心衰竭、急性肺水肿甚至心源性休克。

3. 主动脉瓣狭窄　　主动脉瓣狭窄患者，无症状期长，直至瓣口面积≤1 平方厘米时才出现临床症状。心绞痛、晕厥和心力衰竭是典型主动脉瓣狭窄的常见三联征。疲乏、无力和头晕是较早期的症状。劳力性呼吸困难为晚期肺淤血引起的首发症状。约1/4 有症状的主动脉瓣狭窄患者发生晕厥。常发生于劳力后或身体向前弯曲时，少数在休息时发生。常见心绞痛，随年龄增长，发作更频繁，有 20%～25%患者发生猝死。

4. 主动脉关闭不全　　临床表现视关闭不全程度与发生的

缓急而不同。

急性主动脉瓣关闭不全常见于主动脉夹层动脉瘤及胸部外伤。轻者可无任何症状，重者可出现突发呼吸困难、不能平卧、全身大汗、频繁咳嗽、咳白色或粉红色泡沫痰，更重者可出现烦躁不安、神志模糊、甚至昏迷。

慢性主动脉瓣关闭不全可在较长时间无症状，轻症者一般可维持 20 年以上。随反流量增大，出现与心搏量增大有关的症状，如心悸、心前区不适、头颈部强烈动脉搏动感等。心力衰竭的症状早期为劳力性呼吸困难，随着病情进展，可出现夜间阵发性呼吸困难和端坐呼吸。可出现胸痛，可能是由左心室射血时引起升主动脉过分牵张或心脏明显增大所致。心绞痛发作较主动脉瓣狭窄时少见。晕厥罕见，改变体位时可出现头晕或眩晕。

治疗选择

1. 一般治疗和内科药物治疗

（1）二尖瓣狭窄：风湿热是其主要病因，因而推荐预防性抗风湿热治疗，长期甚至终身使用苄星青霉素 120 万单位，每月肌内注射一次。轻度二尖瓣狭窄无症状者，无须特殊治疗，但应避免剧烈的体力活动。对于窦性心律患者，如其呼吸困难发生在心率加快时，可使用负性心率药物，如 β 受体阻滞剂或非二氢吡啶类钙通道阻滞剂。窦性心律的二尖瓣狭窄患者，不宜使用地高辛。

如患者存在肺淤血导致的呼吸困难，应减少体力活动，限制钠盐摄入，间断使用利尿剂。另外，二尖瓣狭窄也可能并发感染性心内膜炎，因而要注意预防感染性心内膜炎的发生。需要注意的是，尽管二尖瓣狭窄患者无症状期及有轻度症状的时期持续较长，但急性肺水肿可能突然发生，特别是在出现快速性房颤时。因而，当患者突然出现呼吸困难急剧加重时，应当及时就诊，否则可能危及生命。

（2）二尖瓣关闭不全：慢性二尖瓣关闭不全无症状者无须治疗，但应长期随访，重点是预防风湿热及感染性心内膜炎的发生。出现症状者采取降低后负荷措施可降低左心室向主动脉的排血阻力，使由左心室通过关闭不全的二尖瓣向左心房的反流量减少，可口服血管紧张素转换酶抑制剂。重度心力衰竭者可采取同时降低前后负荷的措施，静脉注射扩张动脉和小静脉的药物如硝普钠、硝酸甘油、二硝酸异山梨醇酯，口服或静脉注射利尿剂可减低前负荷；应用强心剂可使前向排血量增加。对于心房颤动者，应采取减慢心率的措施，同时长期抗凝治疗预防血栓栓塞。

急性病患者常突然发生急性左心衰竭，治疗目的是降低肺静脉压、增加心排血量。静脉注射硝普钠、硝酸甘油等可通过扩张小静脉和小动脉降低前后负荷，减少反流量，增加前向排血量，从而缓解肺淤血、肺水肿。静脉注射利尿剂可降低前负荷。在应用药物控制症状的基础上，根据病情，紧急或择期手术治疗。

（3）主动脉瓣狭窄：内科主要的治疗是预防感染性心内膜炎和风湿热反复发作。无症状者无须治疗，应定期随访。轻度狭窄者每2年复查一次，体力活动不受限制；中度及重度狭窄者应避免剧烈体力活动，每6～12个月复查一次。一旦出现症状，即需手术治疗。心力衰竭患者等待手术过程中，可慎用利尿剂以缓解肺充血。出现房颤，应尽早电转复，否则可能导致急性左心衰竭。值得注意的是，ACEI 和 β 受体阻滞剂不适用于主动脉瓣狭窄患者。

（4）主动脉瓣关闭不全：无症状且左心室功能正常者不需要内科治疗，但需随访；轻中度主动脉瓣关闭不全，每 1～2 年随访一次；重度者，每半年随访一次。随访内容包括临床症状，超声检查左心室大小和左心室 LVEF。左心室功能有减低的患者应限制重体力活动。内科主要的治疗是预防感染性心内膜炎和风湿活动。左心室扩大但收缩功能正常者，可应用血管扩张剂（如肼屈嗪、尼群地平、ACEI 等），可延迟或减少主动脉瓣手术的需要。一般患者需要定期随访观察心功能状态，在心功能受到不可逆性损害之前行人工瓣膜置换术为宜。

2. 介入和手术治疗

（1）二尖瓣狭窄：对于中重度二尖瓣狭窄、呼吸困难进行性加重或有肺动脉高压发生者，需通过机械性干预解除二尖瓣狭窄，降低跨瓣压力阶差，缓解症状。年轻患者术后需进行预防风湿热的治疗，直至成年。

1）经皮球囊二尖瓣成形术：对于无明显关闭不全，无钙化的病变，可选该手术。将球囊导管经肘静脉或股静脉插入右心房，穿刺房间隔到达二尖瓣，用生理盐水扩张球囊，分离未钙化的粘连瓣叶，扩大瓣口面积。成功的二尖瓣狭窄球囊扩张术疗效可维持 10～15 年。并发症有心脏穿破，心包填塞，血栓栓塞，二尖瓣及瓣下结构损伤，个别患者房间隔穿刺后遗留 5mm 房间隔缺损。

2）二尖瓣分离术：有闭式和直视式两种。闭式的适应证和效果与经皮球囊二尖瓣成形术相似，目前临床已很少使用。直视式适用于瓣叶严重钙化、病变累及腱索和乳头肌、左心房内有血栓者。直视式分离术较闭式分离术解除瓣口狭窄的程度大，因而血流动力学改善更好，手术死亡率<2%。

3）人工瓣膜置换术：适应证为①严重瓣叶和瓣下结构钙化、畸形，不宜做经皮球囊二尖瓣成形术或分离术者；②二尖瓣狭窄合并明显二尖瓣关闭不全者。手术应在有症状而无严重肺动脉高压时考虑。严重肺动脉高压增加手术风险，但非手术禁忌，术后多有肺动脉高压减轻。人工瓣膜置换术手术死亡率（3%～8%）和术后并发症均高于分离术。术后存活者，心功能恢复较好。

（2）二尖瓣关闭不全：外科治疗为恢复二尖瓣关闭完整性的根本措施。应在左心室功能发生不可逆损害之前进行。

急性二尖瓣关闭不全应先内科紧急处理，病情稳定后行冠状动脉造影，然后行人工瓣膜置换术或修补术（或合并冠状动脉搭桥术）。

慢性二尖瓣关闭不全在以下情况下要行手术治疗：①合理用药治疗后仍有心功能不全和（或）症状尚轻，但非创伤性检查显示左室功能进行性恶化。②心功能Ⅱ级，特别有心脏扩大，左室收缩末期容积大于30毫升/平方米者。③心功能Ⅲ～Ⅳ级，经内科疗法充分治疗后应及时手术。手术前应行心导管检查和心血管造影检查，以了解血流动力学情况、二尖瓣关闭不全的程度及冠状动脉病变，便于指导手术治疗。

常用的手术方法有二尖瓣修补术和二尖瓣置换术。前者适用于瓣膜损坏较轻，瓣叶无钙化，瓣环有扩大，但瓣下腱索无严重增厚者。手术死亡率低，术后LVEF改善较好，不需终身抗凝治疗，占所有适合手术患者的70%。对于瓣环或瓣叶钙化、畸形或合并严重二尖瓣关闭不全者，可考虑二尖瓣置换术。由于生物瓣容易出现的退行性改变问题尚未解决，目前二尖瓣置换多采用机械瓣，且机械瓣膜需要终生抗凝。

（3）主动脉瓣狭窄：凡出现临床症状者，均应考虑手术治疗。若不做主动脉瓣置换，3年死亡率可达75%。主动脉瓣置换后，存活率接近正常。

1）人工瓣膜置换术：为治疗成人主动脉瓣狭窄的主要方法，手术主要指征为重度狭窄伴心绞痛、晕厥或心力衰竭症状的患者。无症状患者，若伴有进行性心脏增大和（或）左心室功能进行性减退，活动时血压下降，也应考虑手术。

2）直视下主动脉瓣分离术：适用于儿童和青少年的非钙化性先天性主动脉瓣严重狭窄者，甚至包括无症状者。

3）经皮主动脉瓣球囊成形术：与经皮球囊二尖瓣成形不同，经皮球囊主动脉瓣成形的临床应用范围局限，它主要的治疗对象为高龄、有心力衰竭等手术高危患者，用于改善左心室功能和症状。其适应证包括：①由于严重主动脉瓣狭窄的心源性休克者；②严重主动脉瓣狭窄需急诊非心脏手术治疗，因有心力衰竭而具极高手术危险者，作为以后人工瓣膜置换的过渡；③严重主动脉瓣狭窄的妊娠妇女；④严重主动脉瓣狭窄，拒绝手术治疗的患者。

4）经皮主动脉瓣置换术：该技术始于2002年，手术可以通过两种途径进行。一是经股动脉穿刺途径把人工瓣膜输送到原来瓣膜位置后，扩张以后取代原来的瓣膜行使正常功能；二是经胸部切开一个小的切口，通过心尖直接把人工心脏瓣膜植入，该法手术风险较高且成功率低。目前，经皮主动脉瓣置换术还不是治疗主动脉瓣狭窄的首选方法，仅适用于一些不适合外科手术的高危患者（如极高龄、慢性肺部疾病、肾衰竭、贫血和肿瘤等）。

（4）主动脉瓣关闭不全：慢性主动脉瓣关闭不全患者，若无症状，且左心室功能正常，可不需手术，但要定期随访。手术应在不可逆的左心室功能不全发生之前进行。下列情况可考虑手术：①有症状伴左心功能不全者；②有症状患者，伴左心功能正常，内科治疗无效，均应推荐手术；③无症状患者，密切左心功能监测，连续 3～6 个月多次无创检查（超声心动图、放射性核素显像等）显示心功能减退和运动耐量受损，如左室 LVEF 呈进行性和持续性降至 50%，左心室收缩末期内径超过 45～50 毫米，或左心室收缩末期容量＞55 毫升/平方米，则必须手术。如左心功能测定为临界或非持续性者，应密切随访。术后大部分患者症状显著改善，心脏大小、心肌质量减小，左心功能有所恢复，但心功能改善程度不及主动脉瓣狭窄患者。

急性主动脉瓣关闭不全的危险性比慢性主动脉瓣关闭不全高得多，因此应及早考虑外科治疗。内科治疗一般为术前准备过渡措施，包括吸氧、镇静、静脉应用多巴胺或多巴酚丁胺，或硝普钠、呋塞米等。主要目的是降低肺静脉压、增加心排血量、稳定血流动力学。人工瓣膜置换术或主动脉瓣修复术为治疗急性主动脉瓣关闭不全的根本措施。

预后

1. 二尖瓣狭窄　　在未开展手术治疗时，确诊而无症状的患者 10 年存活率为 84%，症状轻者为 42%，重者为 15%。当严重肺动脉高压发生后，其平均生存时间为 3 年。死亡原因为心力衰竭、血栓栓塞和感染性心内膜炎。抗凝治疗后，栓塞发生减少，手术治疗也提高了患者的生活质量和存活率。

2. **二尖瓣关闭不全** 急性严重反流伴血流动力学不稳定的二尖瓣关闭不全者，如不及时手术干预，死亡率极高。对于慢性二尖瓣关闭不全患者，可在相当长一段时间内无症状，然而一旦出现症状则预后差。单纯二尖瓣脱垂无明显反流及无收缩期杂音者大多预后良好，年龄＞50岁、有明显收缩期杂音和二尖瓣反流、瓣叶冗长增厚、左心房和左心室增大者预后较差。多数患者术后症状和生活质量改善，较内科治疗存活率明显提高。

3. **主动脉瓣狭窄** 无症状的主动脉瓣狭窄者，存活率与正常群体相似，3%～5%的患者可发生猝死。三联征出现提示预后不良，若不行手术治疗，有心绞痛者约50% 5年内死亡；出现晕厥的患者，约50% 3年内死亡；出现充血性心力衰竭患者约半数2年内死亡。瓣膜置换术后5年存活率约80%，机械瓣的晚期并发症是血栓栓塞，年发生率2%～3%，人工瓣膜心内膜炎也是常见合并症。

4. **主动脉瓣关闭不全** 急性重度主动脉瓣关闭不全如不及时手术治疗，常死于左心室衰竭。慢性者无症状期长，一旦症状出现，病情便迅速恶化，心绞痛者5年内死亡率50%，严重左心衰竭者2年内死亡率50%。重度者经确诊后内科治疗5年存活率为75%，10年存活率50%。术后存活者大部分有明显临床改善，心脏大小和左心室质量减少，左心室功能有所恢复，但恢复程度和术后远期存活率低于主动脉瓣狭窄者。

5. **多瓣膜病** 内科治疗同单瓣膜损害者，手术治疗为主要措施。多瓣膜人工瓣膜置换术死亡危险性高，预后不良。双瓣膜置换手术风险较单瓣膜置换风险高70%左右，应仔细分析各瓣膜病治疗的利弊，并行超声心动图检查以确定诊断及治疗方法。

药物治疗

治疗目标

风湿热是心脏瓣膜病的主要诱因，因而推荐预防性抗风湿热治疗，长期甚至终身使用苄星青霉素（120 万单位），每月肌内注射一次。感染性心内膜炎虽少见，但仍需进行合理预防。此外，需要对伴发的一些症状进行辅助治疗，如有心功能不全时服用强心、利尿剂改善心功能，合并房颤时给一些减慢心率的药物和抗凝治疗防止脑栓塞等（此类药物介绍参加本书其他章节）。

由于心脏瓣膜病变是不可逆转的，一旦出现只会渐进性加重，药物只能相对缓解症状，而手术治疗才是相对有效的手段，对于病情严重的患者应当尽早进行手术，且术后应抗凝治疗。

常用药物

治疗心脏瓣膜病的常用药物见表 11。

表 11　治疗心脏瓣膜病的常用药物

常用药物	适应证	禁忌证	服用时间	不良反应	储存条件
苄星青霉素	①用于预防风湿热复发；②用于控制链球菌感染的流行	有青霉素类药物过敏史者或青霉素皮肤试验阳性患者禁用	餐时	①青霉素所致的过敏反应在应用本品过程中均可能发生，其中以皮疹为多见，白细胞减少、间质性肾炎、哮喘发作和血清病型反应等少见。严重者如过敏性休克偶见，过敏性休克一旦发生，必须就地抢救，予以肾上腺素、吸氧又使用肾上腺素、持气道畅通，吸氧又给肾上腺皮质激素等治疗措施；②可出现糖皮质激素金黄色葡萄球菌、革兰氏阴性杆菌或念珠菌二重感染	密闭，在干燥处保存
华法林	①风湿性二尖瓣病合并房颤性心律的患者，如左心房大于55毫米且经已经发现左心房血栓的患者；②风湿性二尖瓣病合并房颤的患者或发生过栓塞的患者；③原因不明的卒中合并卵圆孔未闭或房间隔缺损，如服用阿司匹林卒中复发的患者；④植入人工生物瓣膜的患者，二尖瓣置换术后建议服用华法林3个月；⑤植入人工机械瓣膜的患者，根据不同类型的人工瓣膜以及伴随血栓栓塞的危险来进行抗凝；主动脉瓣置换术后建议INR目标为2.0～3.0，而二尖瓣置换术后建议INR目标为2.5～3.5，植入两个瓣膜的患者建议INR目标为2.5～3.5；⑥植入人工瓣膜发生心内膜炎的患者，应该首先停用华法林，随后评估患者是否需要进行外科手术干预及是否有中枢神经系统受累的症状，确认患者病情稳定、无禁忌证和神经系统并发症后，可以重新开始华法林治疗	肝肾功能损害，严重高血压，凝血功能障碍伴有出血倾向，活动性溃疡，外伤，先兆流产，近期手术者禁用。妊娠期禁用	餐时	过敏易致各种出血。早期表现有瘀斑、紫癜、牙龈出血、鼻出血，伤口出血量不愈、月经量过多等。出血可发生在任何部位，特别是泌尿和消化道。肠壁血肿可致亚急性肠梗阻，也可见刚硬膜下颅内血肿和穿刺部位血肿。偶见不良反应有恶心、呕吐、腹泻、瘙痒性皮疹、过敏反应及皮肤坏死	遮光，密封保存

🐛 联合用药注意事项

华法林与多种药物或食物存在药物相互作用，使用期间应定期监测 INR 值以调整剂量。

增强华法林抗凝作用的药物有：阿司匹林、水杨酸钠、胰高血糖素、奎尼丁、吲哚美辛、保泰松、奎宁、依他尼酸、甲苯磺丁脲、甲硝唑、别嘌醇、红霉素、氯霉素、某些氨基糖苷类抗生素、头孢菌素类、苯碘达隆、西咪替丁、氯贝丁酯、右旋甲状腺素、对乙酰氨基酚等。

降低华法林抗凝作用的药物：苯妥英钠、巴比妥类、口服避孕药、雌激素、考来烯胺、利福平、维生素 K 类、氯噻酮、螺内酯、皮质激素等。

不能与华法林合用的药物：盐酸肾上腺素、阿米卡星、维生素 B_{12}、间羟胺、缩宫素、盐酸氯丙嗪、盐酸万古霉素等。

华法林与水合氯醛合用，其药效和毒性均增强，应减量慎用。维生素 K 的吸收障碍或合成下降也影响华法林的抗凝作用。

🐛 用药案例解析

案·例

简要病史：患者，男性，52 岁，患者于 2 年前行"主动脉瓣机械瓣置换"术，术后服用华法林抗凝，自诉 INR 达目标范围后已有近 1 年未监测 INR 值。半个月前无明显诱因下突然右小腿肿胀疼痛，且不断加重，三天后就诊，急查 INR 4.36，入院诊断：右小腿卒中。入院后即停华法林，给予镇痛、抗炎、消肿、抗感染治疗。入院后第 4 天患者右小腿疼痛及肿胀明显减轻，复查 INR 1.52，次日恢复华法林抗凝，初始剂量 2.500 毫克/天，华法林逐渐加量至 4.375 毫克/天，患者 INR 达标，随后出院，嘱患者出院后定期复查凝血功能。

解析：心脏瓣膜病术后不进行抗凝治疗或抗凝强度不足，容易在人造瓣膜上形成血栓，血栓脱落可以引起脑等器官栓塞。而抗凝过度，就会引发出血事件。想达到在预防栓塞和防止出血之间的平衡，就必须把 INR 值控制在一定范围内，在此范围内，既可以达到抗凝作用，又可以最大限度地避免出血。所以，在服用华法林期间要经常抽血化验这个指标，监测其变化，从而调整华法林的剂量。

温馨提示

（1）心脏瓣膜病无症状者无须治疗，但应长期随访，重点是预防风湿热及感染性心内膜炎的发生。

（2）心脏瓣膜病手术后应根据不同类型的人工瓣膜，以及伴随血栓栓塞的危险来进行抗凝。

用药常见问题解析

Q1 心脏瓣膜病单纯服药能治好吗？

答： 由于心脏瓣膜病变是不可逆转的，一旦出现只会渐进性加重，药物只能相对缓解症状，而手术治疗才是相对有效的手段，对于病情严重的患者应当尽早进行手术，且术后应抗凝治疗。

Q2 中药治疗心脏瓣膜病疗效好吗？

答： 由于心脏瓣膜病变是器质性病变，合理的中药方剂可能起到适当改善患者症状的作用，但只有手术治疗才能根治，同时建议不要过于相信偏方的作用。

Q3 风湿性心脏瓣膜病如何预防？

答： 随着生活方式、居住条件的改善，风湿性心脏瓣膜病的发病率已明显下降。然而对于确定链球菌感染者需立即开始抗链球菌感染治疗，对于风湿性心脏瓣膜病患者而言可能要持续注射苄星青霉素以预防复发。

Q4 主动脉瓣关闭不全患者在术后还需使用哪些药物？

答： 手术后的早期，需要服用强心、利尿和补钾药物，对于心脏明显扩大的患者，还应当服用 ACEI 和 β 受体阻滞剂。主动脉瓣成形和生物瓣置换的患者，应当抗凝治疗 3 个月，机械瓣置换则应当终生抗凝。

Q5 做了心脏瓣膜置换术后，为什么需要服用华法林抗凝？

答： 术后不进行抗凝治疗或抗凝强度不足，容易在人造瓣膜上形成血栓，血栓脱落可以引起脑等器官栓塞。

Q6 做了心脏瓣膜置换术后，需要服用华法林多长时间？

答： 使用生物瓣膜患者，建议术后服用华法林 3 个月至半年。植入人工机械瓣膜的患者，需要终身服用华法林抗凝。

Q7 服用华法林期间应多久监测一次 INR？

答： 在最初的 2 个月内，应每 1～2 周复查一次。若 INR 值稳定，可延长至每月复查 1 次。若连续一年稳定，复查间隔时间可再延长，但不能长于 2 个月。

Q8 做了心脏瓣膜置换术后，INR 目标值是多少？

答： 植入人工机械瓣膜的患者，根据不同类型的人工瓣膜及伴随血栓栓塞的危险来进行抗凝。主动脉瓣置换术后 INR 目标为 2.0～3.0，而二尖瓣置换术后建议 INR 目标为 2.5～3.5，植入两个瓣膜的患者，建议 INR 目标为 2.5～3.5。

孔令提

疾病八　感染性心内膜炎

疾 病 概 述

概述

感染性心内膜炎（infective endocarditis，IE）是指因细菌、真菌和其他微生物（如病毒、非典型病原体等）直接感染心瓣膜或心室壁内膜引起的炎症，多为单一细菌造成的感染，两种细菌混合的感染少见。左侧心脏的心内膜炎主要累及主动脉瓣和二尖瓣，多见于轻至中度关闭不全者；右侧心脏的心内膜炎较少见，主要累及三尖瓣。

分类

根据发病原因，感染性心内膜炎可分为四类。

（1）天然瓣膜感染性心内膜炎：主要继发于有先天性心脏病、风湿性心脏病、二尖瓣脱垂、退行性瓣膜病等有心脏基础疾病的人群。链球菌是天然瓣膜心内膜炎最常见的细菌，其中以草绿色链球菌为主（30%～40%），其次是金黄色葡萄球菌（20%～35%），肠球菌（5%～18%），以及较少见的 HACEK 组细菌如嗜血杆菌属、放线杆菌属、心杆菌属、艾肯菌属、金氏菌属等，真菌和革兰氏阴性菌在合并多种基础疾病、长期使用免疫抑制剂和广谱抗菌药物人群中也有出现。

（2）人工瓣膜感染性心内膜炎：

1）瓣膜植入2个月内，病原菌主要来源于人工瓣膜置换术中侵入，多为医院感染。主要的致病菌为葡萄球菌，其中以表皮葡萄球菌（25%～30%）和金黄色葡萄球菌（20%～25%）为主，其次为革兰氏阴性菌（肠杆菌科和铜绿假单胞菌）、真菌（念珠菌、曲霉菌、组织胞浆菌）、链球菌、肠球菌，非典型病原体较为少见。

2）瓣膜植入3～12个月内，病原菌分布与2个月内基本相似，但革兰氏阴性菌导致的感染减少，链球菌导致的感染明显增多，葡萄球菌仍然占据主要地位。

3）瓣膜植入12个月后，致病菌组成与天然瓣膜感染性心内膜炎类似。

（3）静脉药瘾感染性心内膜炎：主要来源于静脉药瘾者，常累及右心，赘生物多位于三尖瓣、右心室壁或肺动脉瓣。主要致病菌为金黄色葡萄球菌和铜绿假单胞菌，其次为念珠菌、肠球菌、草绿色链球菌、肠杆菌科细菌等。

（4）心脏装置相关感染性心内膜炎：心脏置入装置（脉冲发射器、电极导管等）被污染，或病原菌沿导管逆行感染，或其他感染性病灶血行播散导致感染。主要致病菌为葡萄球菌，其中以金黄色葡萄球菌（40%）和表皮葡萄球菌（40%）为主，其他如院内感染常见致病菌革兰氏阴性菌和真菌也有报道。

发病原因

基本病理变化：心瓣膜表面附着由致病菌、血小板、纤维蛋白、红细胞和白细胞沉着而组成的赘生物。赘生物可延伸至腱索、乳头肌和室壁内膜。赘生物底下的心内膜可有炎症反应和灶性坏死。致病菌被吞噬细胞吞噬，赘生物被纤维组织包绕，发生机化、玻璃样变或钙化，最后被内皮上皮化。但心脏各部分的赘生物愈合程度不一，某处可能被愈合，而他处的炎症却处于活跃期，有些愈合后还可复发，重新形成病灶。当病变严重时，心瓣膜可形成深度溃疡，甚至发生穿孔。偶见乳头肌和腱索断裂。

赘生物形成疾病基础：在先天性心脏病等病变处，存在着异常的血液压力阶差，引起血液强力喷射和涡流。血流的喷射冲击，使心内膜的内皮受损、胶原暴露，形成血小板-纤维素血栓。涡流可使细菌沉淀于低压腔室的近端、血液异常流出处受损的心内膜上，不易被机体消除，反复的暂时性细菌暴露使机体产生循环抗体如凝集素，促使少量的病原体聚集成团，易黏附在血小板-纤维素血栓上而引起感染。

污染的人造瓣膜、缝合材料、器械和手是引起人造瓣膜心内膜炎的重要原因。病原体从感染的胸部创口、尿路和各种动静脉插管、气管切开、肺部等进入体内形成菌血症，同时血液经过体外循环转流后吞噬作用被破坏，减弱了机体对病原体的清除能力也是原因之一。

药瘾者大多无先天性心脏病，可能与药物被污染、不遵守无菌操作和静脉注射材料中的特殊物质损害三尖瓣有关。

🐛 临床表现

感染性心内膜炎的临床表现主要包括感染症状、心脏表现及并发症和其他表现。

（1）感染症状：发热，多伴畏寒、寒战，可有乏力、食欲减退、消瘦、肌肉酸痛等非特异性表现。白细胞计数正常或升高，伴核左移。

（2）心脏表现：心脏杂音强度和性质改变，或出现新的杂音。其他如并发心力衰竭、心律失常等。

（3）并发症：

1）栓塞：赘生物容易碎落成感染栓子，随循环血流播散到身体各部产生栓塞，尤以脑、脾、肾和肢体动脉为多，引起相应脏器的梗死或脓肿；栓塞阻碍血流，或使血管壁破坏，管壁囊性扩张形成细菌性动脉瘤，可致命。

2）皮肤黏膜损害：微栓或免疫机制引起的小血管炎，如皮肤黏膜瘀点、指甲下出血。

3）肾功能损害：致病菌和体内产生相应的抗体结合成免疫复合物，沉着于肾小球的基底膜上，引起局灶性肾小球肾炎或弥漫性、膜型增殖性肾小球肾炎，后者可引起肾衰竭。

4）赘生物累及三尖瓣时，患者可有咳嗽、咳痰、咯血、胸膜炎性胸疼和气急等呼吸系统表现。

（4）其他：贫血、神经或精神症状等。

治疗选择

1. 抗感染治疗　感染性心内膜炎预后差，病死率高，抗感染治疗是成功治疗的关键所在，感染性心内膜炎的成功治疗取决于抗菌药物对微生物的根除。

基本原则：①根据患者情况启动针对性的经验治疗或目标治疗；②静脉给药；③联合给药；④足量的给药剂量；⑤遵循抗菌药物的药代动力学-药效动力学（PK/PD）理论合理选择抗菌药物给药频次、滴注时间等；⑥疗程4～6周甚至更长。

2. 手术治疗　即使启动强有力的抗感染治疗，感染性心内膜炎的死亡率仍然居高不下，近年来手术治疗的开展有助于根除微生物，使感染性心内膜炎的病死率有所降低。

手术指征：①出现难治性心力衰竭；②内科抗感染治疗无法控制，包括出现耐药菌；③特殊病原菌导致的感染，缺乏有效的抗菌药物；④早期发病的人造瓣膜心内膜炎；⑤多发性栓塞；⑥化脓性并发症如化脓性心包炎、瓦氏窦菌性动脉瘤（或破裂）、心室间隔穿孔、心肌脓肿等。

值得注意的是，为了降低感染活动期间手术后的残余感染率，术后应持续使用抗菌药物4~6周。

预后

感染性心内膜炎患者住院死亡率差异大（15%~30%），及时准确识别死亡率极高危患者，可以提供机会改变疾病的发展过程（即急诊或亚急诊手术）并改善预后。感染性心内膜炎的预后受四项主要因素的影响：患者特征、有无心脏和心脏外并发症、感染的病原体和超声心动图表现。疾病活动期出现心力衰竭、瓣周并发症和（或）金黄色葡萄球菌感染需要手术，出现这三项因素死亡风险达79%。感染性休克、持续感染征象和肾衰竭是死亡的预测因素；具有手术适应证的患者由于手术禁忌不能进行，则预后最差。住院时预后评估可通过简单的临床、微生物学和超声心动图表现完成，并用于选择最佳的初始治疗方案；抗生素治疗后48~72小时，血培养持续阳性患者预后较差。

感染性心内膜炎患者预后不良的预测因素：①患者特征，高龄、人工瓣膜心内膜炎（PVE）、糖尿病、伴发病（如衰弱症、免疫抑制、肾脏或肺部疾病）；②感染性心内膜炎的临床并发症，心力衰竭、肾衰竭、中等面积以上的缺血性卒中、脑出血、感染性休克；③病原微生物，金黄色葡萄球菌、真菌、非HACEK革兰氏阴性杆菌；④超声心动图表现，瓣周并发症、严重左心瓣膜反流、左心室 LVEF 减低、肺动脉高压、大的赘生物、严重人工瓣膜功能不全、二尖瓣提前关闭和舒张压升高的其他征象。

术后并发症：术后治疗应遵循瓣膜手术后的通常推荐，但也应考虑感染性心内膜炎的特性。急性感染性心内膜炎进行急诊或亚急诊手术患者的院内死亡率为 10%～20%，术后并发症风险高。最常见的并发症是严重凝血功能障碍，需凝血因子治疗，出血或心包填塞而需再次开胸探查，急性肾衰竭需透析治疗，卒中、低心排血量综合征、肺部感染、主动脉根部脓肿根治性切除术后房室传导阻滞需要起搏器置入。术前心电图显示左束支传导阻滞预示术后需要永久性心脏起搏器。

长期预后：治疗完成后长期生存率大致为：1 年为 80%～90%，2 年为 70%～80%，5 年为 60%～70%。长期死亡率的主要预测因素为老年、伴发病、疾病再发及心力衰竭，尤其不能进行心脏手术时。

药 物 治 疗

治疗目标

（1）重视微生物培养（血培养）：在应用抗菌药物前采集 3～4 次 1 套 2 瓶（需氧+厌氧）血标本。应用过抗菌药物的患者应至少每天抽取血培养共 3 天，提高血培养的阳性率。取血时间以寒战或体温骤升时为佳，每次取血应更换静脉穿刺的部位，皮肤应严格消毒。每次取血 10～15 毫升，在人造瓣膜置换，较长时间留置静脉插管、导尿管或有药瘾者，应加做真菌培养。

（2）感染性心内膜炎的主要病原菌见表 12，表 13。

表 12　感染性心内膜炎的主要病原菌-Ⅰ

天然瓣膜感染性心内膜炎	静脉药瘾感染性心内膜炎	心脏装置相关感染性心内膜炎
草绿色链球菌	金黄色葡萄球菌	金黄色葡萄球菌
金黄色葡萄球菌	铜绿假单胞菌	表皮葡萄球菌
其他链球菌	念珠菌	革兰氏阴性菌
肠球菌	肠球菌	真菌
需氧革兰氏阴性菌	草绿色链球菌	
真菌	肠杆菌	
凝固酶阴性葡萄球菌	棒状杆菌	

表 13　感染性心内膜炎的主要病原菌-Ⅱ（人工瓣膜感染性心内膜炎）

术后≤2 个月	术后 3 个月～12 个月	超过 12 个月
凝固酶阴性葡萄球菌	凝固酶阴性葡萄球菌	链球菌
金黄色葡萄球菌	金黄色葡萄球菌	金黄色葡萄球菌
需氧革兰氏阴性菌	肠球菌	肠球菌
肠球菌	链球菌	凝固酶阴性葡萄球菌
真菌	真菌	HACEK 组
棒状杆菌	需氧革兰氏阴性菌	需氧革兰氏阴性菌
链球菌		棒状杆菌
		真菌

　　尽快查明并根除微生物，降低并发症和复发率，使患者获得良好的长期预后。

🍇 常用药物

　　抗感染治疗：早期、足量、长程、联合用药（表 14，表 15）。

表 14　感染性心内膜炎的病原治疗方案-Ⅰ

病原	宜选药物	可选药物	备注
草绿色链球菌	青霉素+庆大霉素	头孢曲松/头孢噻肟+庆大霉素	过敏反应
葡萄球菌属			
甲氧西林敏感菌株	苯唑西林/氯唑西林	头孢唑林/万古霉素	过敏反应

（续表）

病原	宜选药物	可选药物	备注
甲氧西林耐药菌株	糖肽类+磷霉素	糖肽类+利福平/达托霉素	肾功能、血药浓度监测
肠球菌属	青霉素/氨苄西林+庆大霉素	糖肽类+庆大霉素/磷霉素	肾功能、耳毒性、TDM*，联合不超过2周
肠杆菌科/铜绿假单胞菌	哌拉西林+氨基糖苷类	第三代头孢类酶抑复合制剂+氨基糖苷类	伪膜性肠炎
念珠菌属	两性霉素B+氟胞嘧啶	棘白菌素类	发热、肾功能监测

* TDM，血药浓度监测。

表15　感染性心内膜炎的病原治疗方案-Ⅱ

常用药物	适应证（抗菌谱）	禁忌证	用法用量	不良反应	备注
青霉素	链球菌、肠球菌、葡萄球菌	青霉素过敏或皮肤试验阳性	320~480万单位 i.v. q4h.	过敏反应、青霉素脑病（神经毒性）	生理盐水
氨苄西林	链球菌、肠球菌、葡萄球菌	青霉素或本品过敏	2.0克 i.v. q4h.	过敏反应	生理盐水
苯唑西林	链球菌、肠球菌、葡萄球菌	青霉素或本品过敏	2.0克 i.v. q4h.	过敏反应	生理盐水
头孢唑林	链球菌、肠球菌、葡萄球菌	青霉素或本品过敏	2.0克 i.v. q8h.	过敏反应、肾功能损伤	生理盐水
哌拉西林	肠杆菌科/铜绿假单胞菌	青霉素或本品过敏	4.0克 i.v. q8h.	过敏反应	生理盐水
头孢曲松	链球菌、肠球菌、肠杆菌科、HACEK	本品过敏	2.0克 i.v. q.d./q12h.	过敏反应	禁止与含钙离子的溶液配伍
头孢噻肟	链球菌、肠杆菌科	本品过敏	2.0克 i.v. q12h./q8h.	过敏反应	
庆大霉素	链球菌、肠球菌、肠杆菌科、铜绿假单胞菌	本品或氨基糖苷类过敏	1~1.5毫克/千克 i.v. q8h.	耳毒性、肾功能损伤	
阿米卡星	链球菌、肠球菌、肠杆菌科、铜绿假单胞菌	本品或氨基糖苷类过敏	7.5毫克/千克 i.v. q12h.	耳毒性、肾功能损伤	

（续表）

常用药物	适应证（抗菌谱）	禁忌证	用法用量	不良反应	备注
环丙沙星	肠杆菌科、铜绿假单胞菌、HACEK	过敏、<18岁、孕妇与哺乳期	0.4克i.v. q12h.	关节软骨损伤	
万古霉素	葡萄球菌属	本品过敏	15毫克/千克 i.v. q12h./q8h.	肾功能损伤	TDM
利奈唑胺	葡萄球菌属	本品过敏	0.6克i.v. q12h.	血液毒性	TDM
达托霉素	葡萄球菌属	本品过敏	6毫克/千克 i.v. q.d.	继发感染	生理盐水，仅限右侧心内膜炎
奎奴普丁/达福普汀	肠球菌	肝肾功能不全患者及孕妇	7.5毫克/千克 i.v. q8h.	注射反应	5%葡萄糖
利福平	葡萄球菌	肝功能严重不全、胆道阻塞者和妊娠3个月以内孕妇	0.3克p.o. q8h.	消化道反应、肝毒性	
磷霉素	葡萄球菌、肠球菌	本品过敏	5.0克i.v. q8h.	消化道反应	
两性霉素B	念珠菌属	本品过敏、严重肝肾功能不全	0.7～1.0毫克/千克i.v. qd.	消化道反应、肝肾功能损伤、电解质紊乱	缓慢避光静脉滴注
氟胞嘧啶	念珠菌属	本品过敏、严重肝功能不全	25毫克/千克 p.o. qid.	消化道反应、肝功能损伤、血液毒性	
卡泊芬净	念珠菌属	本品过敏	50～150毫克 i.v. q.d.	过敏反应、肝功能功能	
米卡芬净	念珠菌属	本品过敏	100～150毫克 i.v. q.d.	过敏反应、肝功能功能	
多西环素	非典型病原体	本品或四环素类药物过敏	100毫克p.o./ i.v. b.i.d.	胃肠道反应	二重感染

注：i.v.，静脉注射；p.o.，口服；q.d.，每日1次；b.i.d.，每日2次；q.i.d.，每日3次；q8h.，每8小时1次；q12h.，每12小时1次。

🍂 联合用药注意事项

1. 药物不良反应　因感染性心内膜炎的疗程较长，药品的使用风险将明显增大，需注意药物不良反应，加强用药监护。

（1）肾功能不全：万古霉素和氨基糖苷类（庆大霉素、阿米卡星）都可导致肾功能损伤，两药联合用药时风险加大，需要监测血药浓度，既保证疗效，也尽可能地降低用药风险；还需要注意联合用药疗程。

（2）肝功能损伤：利福平、抗真菌药物等可导致转氨酶升高或胆红素升高。

2. 药物相互作用

（1）利福平：是肝药酶强诱导剂，与很多药物都可以发生药物相互作用，可导致其他药物体内浓度下降，降低药效，从而引起一系列用药安全事件。

（2）头孢曲松：不得与含钙的静脉注射溶液合用，包括持续输入含钙液体（如肠外营养），因为存在发生头孢曲松钠-钙盐沉淀的风险。

（3）氨基糖苷类：与β-内酰胺类（头孢菌素类与青霉素类）混合时可导致相互失活。须分瓶滴注且接瓶时需要冲管。

🍂 特殊人群用药指导

1. 儿童和青少年用药指导

（1）药物剂量：儿童药物剂量的确定主要依据其体重，尤其应注意新生儿和幼儿的给药剂量。

（2）TDM：有必要监测血药浓度的药物如万古霉素等应及时送检，根据体内药物浓度水平及时调整用药方案。

（3）用药禁忌：环丙沙星等喹诺酮类抗菌药物可导致关节软骨损伤，禁止应用18岁以下未成年人。

2. 老年人用药指导

（1）药物剂量：老年人身体器官逐渐衰退，尤其是超过 75 岁的老年人，用药前需要充分评估肝、肾功能，再决定药物剂量。

（2）TDM：心内膜炎用药时间长，用药风险大，需做 TDM 的药物应及时送检，优化给药方案。

3. 孕妇和哺乳期用药指导　　利福平禁止应用于妊娠3个月内的孕妇和哺乳期患者；妊娠及哺乳期妇女使用环丙沙星的疗效及安全性尚未确定，故禁用于孕妇及哺乳期妇女。

用药案例解析

案·例·1

简要病史：患者，女性，26 岁，怀孕37 周，常有低热，贫血，诊断为感染性心内膜炎（亚急性），医生建议住院终止妊娠，剖腹产诞下一3 千克女婴，之后抗感染治疗6 周后，康复出院。

解析：感染性心内膜炎的致病菌不易清除，抗菌药物的给药剂量较高，治疗周期较长。该患者虽然是孕晚期，但长期大剂量的药物体内暴露，难免对胎儿的发育造成无法预估的影响。因此，37 周可提前剖腹产，亚急性感染可有一定的时间缓冲，再启动抗感染治疗。

案·例·2

简要病史：患者，女性，60 岁，人工瓣膜植入1 个月后突发高热，心脏超声心动显示瓣膜赘生物，诊断为感染性心内膜炎（人工瓣膜），启动万古霉素联合庆大霉素抗感染治疗。1 周后患者体温逐渐下降至正常，情况好转；2 周后发现体重增加，小便急剧减少，急查肾功能显示肌酐 444 微摩尔/升，胱抑素（CYS-C）4.02 毫克/升，诊断为急性肾功能损伤（药物性）；经 4 次透析后好转，但患者再次出现发热。多学科会诊意见：更换对肾功能损伤小的替考拉宁 200 毫克 i.v. q.d.+利福平抗感染治疗，4 周后患者康复出院。

解析：万古霉素和庆大霉主要以原型经肾脏排泄，长时间联合用药会极大地增加肾损伤的风险，应及时监测两药的血药浓度，根据结果制订个体化给药方案；透析会增加药物的清除，一方面降低体内药物浓度，避免肾损害继续加重，另一方面促进肾功能恢复，但患者仍需继续抗感染治疗；替考拉宁肾损伤的用药风险小于万古霉素，疗效相当，降低给药剂量至正常量的 1/3，符合该患者的治疗需要。

案·例·3

简要病史：患者，男性，45 岁，住院诊断为感染性心内膜炎，万古霉素联合利福平抗感染治疗 2 周无明显好转，3 次血培养有 1 次阳性，肠球菌（万古霉素耐药，利奈唑胺敏感）。调整用药为利奈唑胺 600 毫克 i.v. q12h.，2 周后患者体温逐渐下降至正常；考虑到药费高，患者要改用价格便宜的抗菌药物，医生不予下医嘱；患者随后主动要求出院。出院 3 天后以发热再次入院，利奈唑胺治疗 8 周后好转出院。

解析：万古霉素耐药较为少见，主要针对耐甲氧西林的金黄色葡萄球菌，对肠球菌效果稍差。该患者血培养肠球菌，对万古霉素耐药，只能选用利奈唑胺抗感染。利奈唑胺价格较贵，1000 多元每天，患者因经济原因依从性不佳，导致再次入院治疗。总体计算，患者因依从性原因导致医疗费用反而增多。

温 馨 提 示

（1）感染性心内膜炎不可随意停药或换药，规范的治疗应建立在科学诊治的基础上，否则会导致疾病的加重或复发甚至死亡。

（2）感染性心内膜炎患者用药期间，应谨遵医嘱。

用 药 常 见 问 题 解 析

Q1 我在用青霉素治疗，剂量非常大，可以减少一些剂量吗？

答： 在感染性心内膜炎的治疗中，抗菌药物的剂量不同于一般感染，一般高于常用量。青霉素用量达到 2000 万单位/天，为常用量的 4 倍，且需要多次给药。大剂量青霉素用药需要密切注意中枢神经系统反应如抽搐、肌肉阵挛、昏迷及严重精神症状等，大剂量青霉素钠可因摄入大量钠盐而导致心力衰竭，故需要做好监护工作如减慢滴注速度，多排尿等。

Q2 我现在在用抗菌药物治疗心内膜炎，预后会不会不好呢？

答： 感染性心内膜炎的治愈存在多方面因素。医生在选对药的前提下，患者个人的依从性也很重要。坚持疗程治疗是关键，只有细菌彻底清除才会痊愈，不再复发；所有其他用药须跟医生说明，避免出现不可预知的药物相互作用。另外，手术的介入也会极大提高感染性心内膜炎治愈率。要对自己有信心。

Q3 我可以吃点中草药治疗感染性心内膜炎吗？

答： 一些患者采用中草药来缓解症状，然而目前没有相关科学研究证据证实中草药能治愈感染性心内膜炎，关键在于细菌的清除。中草药对细菌的清除是否有效我们不得而知，可能中草药的使用能减轻一些患者的精神负担或者改善一些并发症。但是如果您想采取中草药治疗，抗菌药物的治疗是千万不能放弃的，请先咨询医生再决定。

Q4 用药期间可以补充维生素吗？

答： 感染性心内膜炎临床症状多样。总体来说，适当补充维生素可促进机体的新陈代谢，有利于康复。但注意不要过量。

Q5 感染性心内膜炎的治疗总是挂水（静脉注射），能不能换成口服？

答： 感染性心内膜炎的给药方式主要以静脉注射为主，只有少数的几个药物是口服的（口服的药物也是联合静脉药物一起用的，不能单用）。感染性心内膜炎的源头——心脏赘生物上的细菌难以清除，需要大剂量的抗菌药才能达到有效的治疗水平，静脉给药 100%吸收，药物的生物利用度高。口服药物还需要经过胃肠道吸收，吸收率达不到 100%，而且受饮食、其他药物、胃肠道状态的影响，不能保证较高的、稳定的药物浓度。因此，静脉注射是感染性心内膜炎的主要给药方式，即使症状体征消失后，在未达到治疗周期停药之前，一般都是静脉给药的。

朱裕林

参 考 文 献

陈灏珠, 林果为, 王吉耀. 2013. 实用内科学[M]. 北京: 人民卫生出版社: 1467.

葛均波, 徐永健. 2013.内科学.8 版[M]. 北京: 人民卫生出版社: 298-314.

吴永佩, 蔡映云. 2016. 临床药物治疗学心血管系统疾病[M]. 北京: 人民卫生出版社: 279-315.

国家卫生计生委合理用药专家委员会, 中国药师协会. 2016. 心力衰竭合理用药指南[J]. 中国医学前沿杂志, 8(9): 19-66.

国强华, 宋维鹏, 崔蕊, 等. 2017.左西孟旦治疗心肌梗死后心源性休克的临床研究[J]. 现代药物与临床, 32(6): 1029-1033.

张磊, 王春. 2015.瓣膜病的治疗进展——以临床指南为指导的标准化治疗[J]. 临床内科杂志, 32(7): 437-441.

张松.2017. 心源性休克诊治进展及指南解读[J]. 医学研究杂志, 46(10): 1-3, 17.

中国医师协会心血管内科医师分会.2015. 2015 年先天性心脏病相关性肺动脉高压诊治中国专家共识[J]. 中国介入心脏病学杂志, 23(2): 61-69.

中华心血管病杂志编辑委员会心肌炎心肌病对策专题组.

2001. 关于成人急性病毒性心肌炎诊断参考标准和采纳世界卫生组织及国际心脏病学会联合会工作组关于心肌病定义和分类的意见[J]. 中国循环杂志, (4): 307-308.

中华医学会心电生理和起搏分会, 中国医师协会心律学专业委员会. 2016. 室性心律失常中国专家共识[J]. 中华心律失常学杂志, 20(4): 283-325.

中华医学会心血管病学分会, 中华心血管病杂志编辑委员会, 中国心悸病诊断与治疗建议工作组.2007.心肌病诊断与治疗建议[J]. 中华心血管病杂志, 35(1): 5-16.

中华医学会心血管病学分会, 中华心血管病杂志编辑委员会. 2014. 中国心力衰竭诊断和治疗指南 2014[J]. 中华心血管病杂志, 42(2): 98-122.

中华医学会心血管病学分会. 2011. 2010 年中国肺高血压诊治指南[J]. 中国医学前沿杂志, 3(2): 62-81.

Habib G, Lancellotti P, Antunes MJ, et al.2015. 2015 ESC Guidelines for the management of infective endocarditis: The Task Force for the Management of Infective Endocarditis of the European Society of Cardiology(ESC). Endorsed by: European Association for Cardio-Thoracic Surgery(EACTS), the European Association of Nuclear Medicine(EANM)[J]. Eur Heart J, 36(44): 3075-3128.

Nishimura RA, Otto CM, Bonow RO, et al. 2014. 2014 AHA/ACC guideline for the management of patients with valvular heart disease: executive summary: a report of the American College of Cardiology/ American Heart Association Task Force on Practice Guidelines[J]. J Am Coll Cardiol, 63(22): 2438-2488.